复合树脂修复
的科学与技术

改订版

著　　（日）宫崎真至　　主　译　张泓灏

主　审　吕　达　王晓歌　　副主译　陈路沅　韩啸宇

technique

Polishing

Minimal Intervention

Equipment

Composite Filling

Dentin Bonding

Composite Filling

Enamel Bonding

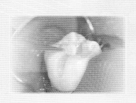
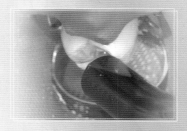
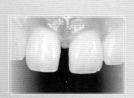
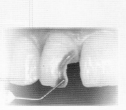
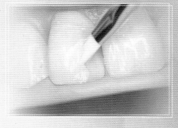
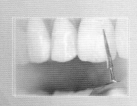
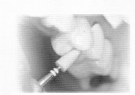
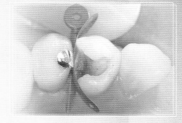
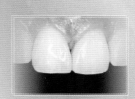

北方联合出版传媒（集团）股份有限公司

辽宁科学技术出版社

图文编辑

张 浩 刘玉卿 肖 艳 刘 菲 康 鹤 王静雅 纪凤薇 杨 洋 戴 军 张军林

This is a translation of
改訂版　コンポジットレジン修復のサイエンス&テクニック
[著] 宮崎真至
ISBN：978-4-7812-0450-5
Copyright© 2015 Quintessence Publishing Co., Ltd
All Rights Reserved.

© 2024，辽宁科学技术出版社。
著作权合同登记号：06-2022第16号。

图书在版编目（CIP）数据

复合树脂修复的科学与技术：改订版 / （日）宫崎真至
著；张泓灏主译. -- 沈阳：辽宁科学技术出版社，2024. 8.
ISBN 978-7-5591-3662-6

Ⅰ．R783

中国国家版本馆 CIP 数据核字第 2024MU3619 号

出版发行：辽宁科学技术出版社
　　　　　（地址：沈阳市和平区十一纬路25号　邮编：110003）
印 刷 者：深圳市福圣印刷有限公司
经 销 者：各地新华书店
幅面尺寸：210mm×285mm
印　　张：9.75
字　　数：200 千字
出版时间：2024 年 8 月第 1 版
印刷时间：2024 年 8 月第 1 次印刷
出 品 人：陈 刚
责任编辑：张丹婷　殷 欣
封面设计：袁 舒
版式设计：袁 舒
责任校对：李 硕

书　　号：ISBN 978-7-5591-3662-6
定　　价：168.00 元

投稿热线：024-23280336
邮购热线：024-23280336
E-mail:cyclonechen@126.com
http://www.lnkj.com.cn

前言

随着粘接牙技术的发展，可以用更少的牙体切削获得更大的美学效果。显然，牙体粘接的好处不仅限于此，它还能减少对牙髓的刺激、强化修复基牙的结构等。正因为有了牙体粘接技术的支撑，复合树脂作为一种牙体修复材料，其应用范围从前牙区扩大至后牙区。

复合树脂的研究发展方向是在满足牙体缺损修复要求的同时，既可以表现出与牙体相同的色调，又可以充分发挥机械性能。此外，牙体修复术式也在不断地构建和改进，以弥补光固化复合树脂自身的一些缺点。虽说各粘接系统有不同的操作顺序，但随着知识的长年积累，基本临床充填术式已臻于成熟。

另外，复合树脂直接修复的美学效果，甚至已超越间接修复。把前牙折裂的病例修复到与天然牙分毫不差，令人叹为观止。不难想象，如此巧夺天工的"艺术品"，背后一定有术者深厚的专业技术或艺术素养。然而，若过于强调术者技巧的重要性，则会使大多数人难以短期内掌握以层塑技术为基础的系统性临床术式。

本书立足复合树脂修复牙冠过程中的临床实际场景，尽量摒弃过分偏向学术理论的论述，加入最新临床信息，阐述实用复合树脂牙体修复技术。希望本书可以成为临床医生在复合树脂修复前，构筑相关临床指标的一个参考。

本书总结了复合树脂修复相关的基本事项，若能帮助到每一位以满足患者美观要求为己任的牙科医生同行，我将荣幸之至。

宫崎真至

日本大学齿学部牙体修复学教研室教授

目 录

第一部分
提升各类窝洞复合树脂修复效果的要点

I 类洞

Ⅱ 类洞

Ⅲ 类洞

第二部分
提升临床复合树脂修复效果的科学依据

牙釉质粘接的科学依据

牙本质粘接的科学依据

复合树脂修复的科学依据

第三部分
提升临床复合树脂修复效果的技巧

复合树脂充填修复的技巧

树脂充填器械

目 录

第一部分
病例索引

第一部分
提升各类窝洞复合树脂修复效果的要点

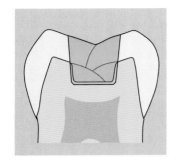

I 类洞修复中复合树脂的应用

　　传统的后牙充填修复方式为，使用牙科用合金行直接修复，或使用陶瓷材料行间接修复。时至今日，还可以选用复合树脂行直接修复。这都仰赖于牙体粘接技术的发展，以及复合树脂机械性能的改进。

　　越来越多的患者希望后牙也可以洁白靓丽，而复合树脂修复的应用范围逐步扩大，正应患者需求。材料和技术，支撑着现代临床牙科学。想要紧跟时代潮流，掌握复合树脂直接修复，首先必须充分把握材料的特性。

I 类洞修复要点

1. 优先选用流体树脂
2. 严格遵守粘接操作的原则
3. 赋予良好的解剖学形态
4. 选择正确的膏体树脂
5. 应用内部染色

▌病例1　完全使用流体树脂的牙冠修复

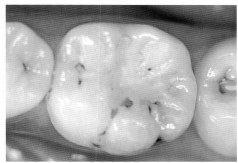 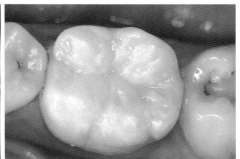

病例1　介绍当遇到窝洞狭小，难以充填膏体树脂时，如何使用流体树脂充填修复。

▌病例2　追求解剖形态的牙体修复

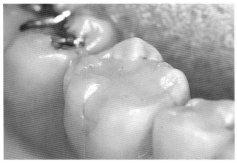 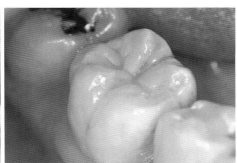

病例2　介绍复杂Ⅰ类洞的充填步骤、决定成败的粘接细节，以及如何把控解剖形态要点。

▌病例3　应用窝洞底色遮蔽和染色技术的充填修复

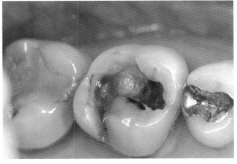 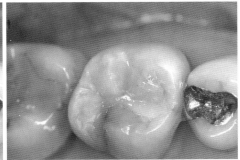

病例3　介绍如何实现修复体的个性化（特征化），如何应用染色技术重现天然感的牙体修复。

积极选用流体树脂

　　对于局限于狭小窝沟的龋损，重要的是如何只去除龋损病灶，并尽可能保存健康牙体。此时，由于预备后的窝洞比较狭小，膏体树脂的充填变得困难。如何满足上述需求？选用更易操作的流体树脂，是应对此类病例的良策。

　　对于流体树脂，牙医普遍有着"间隙填料含量少，因此机械性能低"的误解。随着填料表面处理技术的革新和固化启动系统的改良，最近市场上销售的流体树脂产品大多都可以在后牙区使用（**图**）。

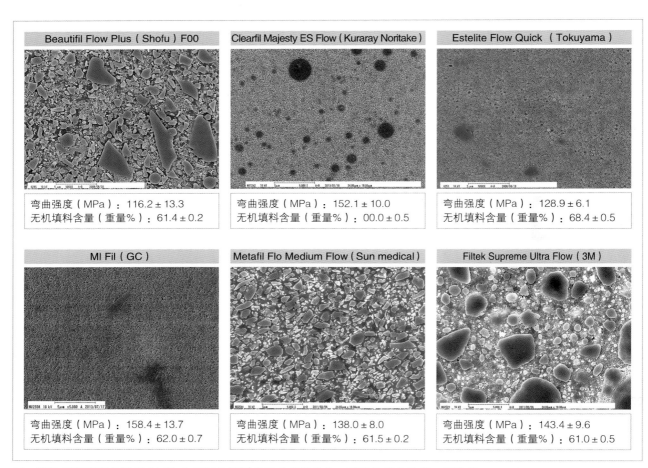

图 流体树脂的弯曲强度（MPa）和无机填料含量（重量%）。展示数值为均值±标准差。

病例1　完全使用流体树脂的牙冠修复

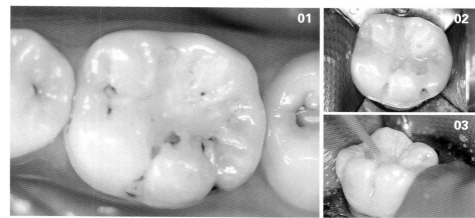

01 发现原充填物边缘继发龋及原发龋。

02 上橡皮障，彻底去腐。

03 窝洞内充分涂布粘接剂（Adhesive）。

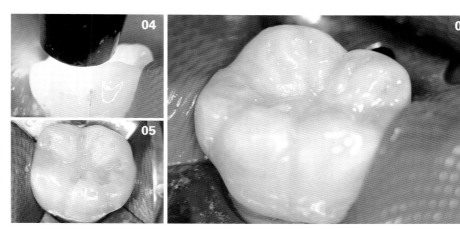

04 吹匀后光固化粘接剂。

05 首先，使用流体树脂充填颊侧窝洞。

06 在咬合面窝洞内充填流体树脂，用探针状树脂充填器勾画出咬合面的点隙窝沟。

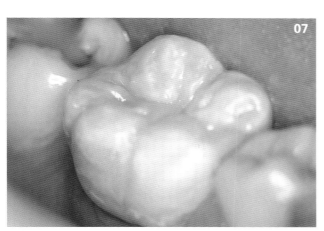

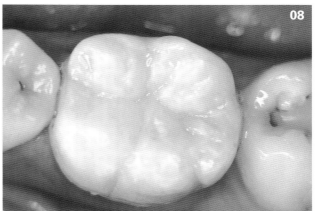

07 咬合面用Occlu-Brush（Kerr公司）研磨抛光。

08 使用流体树脂可以大大缩短树脂充填的操作时间。

粘接操作的注意事项

在粘接系统中，特别是自酸蚀系统或单步法自酸蚀系统，都会在使用说明书中写明牙釉质粘接时的注意事项。即"未经预备的牙釉质作为粘接对象时，应用磷酸酸蚀"。

合并使用磷酸酸蚀，可明显提高自酸蚀系统的牙釉质粘接性。但是，大多数的酸蚀剂若接触牙本质，会降低牙本质的粘接强度。必须遵守"只酸蚀牙釉质（选择性酸蚀，Selective Etching）"这一原则（详见**病例2**的 **04 ~ 06**）。

另外，酸蚀材料中添加了硅作为增稠剂，为确保粘接效果，必须充分冲洗。

包括酸蚀后的牙釉质在内，整个窝洞都要涂自酸蚀粘接剂。涂布时，为了不破坏牙釉质的酸蚀结构（Etching Pattern），应该把粘接剂轻柔地"安放"在牙釉质表面。而对于牙本质，则应以"擦拭"的方式动态涂抹粘接剂，此举可有效溶解牙本质表面的玷污层。

粘接操作时的要点
- 选择性酸蚀牙釉质
- 充分冲洗
- 在酸蚀后的牙釉质上轻柔地涂布粘接剂
- 在牙本质上"擦拭"粘接剂
- 充分吹匀粘接剂
- 充分光固化粘接剂

病例2 追求解剖形态的牙体修复

单独使用与牙体组织颜色相同的复合树脂充填窝洞，已经可以充分满足美观要求。但是，从**病例2**的术前照片（**01**）中也可以看出，单纯的窝洞充填并不能同时满足美观和功能需求。面接触而非点接触的咬合也需要改善。

这种复杂Ⅰ类洞充填修复的关键点是把复杂窝洞简单化。贴着牙尖内斜面，如临摹运笔般操控充填器，一个一个地构筑出牙尖，就可以恢复其解剖学形态。

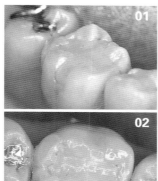
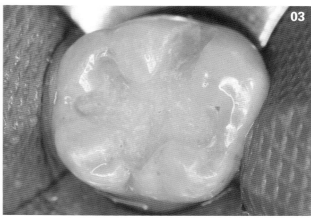

01，02 虽已充填复合树脂，但未完整重建出解剖学形态。充填物的部分边缘可见间隙。
03 上橡皮障，去除旧充填物。

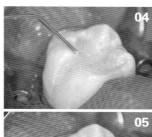
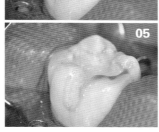
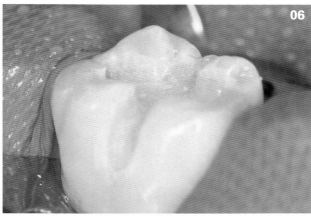

04 将填入注射器中的酸蚀剂从金属尖端慢慢推出。
05 酸蚀剂仅放置在牙釉质范围内。
06 15秒酸蚀后，10秒充分冲洗、干燥。

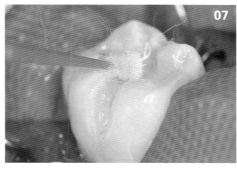
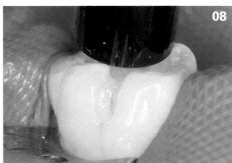

07 涂布一步法粘接剂。涂布时间依照产品说明。
08 充分吹匀后光固化。

（后续见第17页）

15

如何赋予解剖学形态

在赋予咬合面形态时，应根据剩余牙体组织的形态来决定。如果咬合面的牙尖嵴或者副沟比较复杂且发达，充填体也应效仿。

成功的诀窍是：使用圆锥形的充填器，"描摹"剩余牙体组织形态，从充填物向牙体组织的方向做提拉动作。

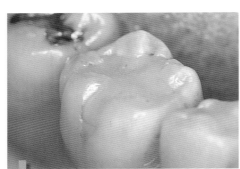

病例2：术前。

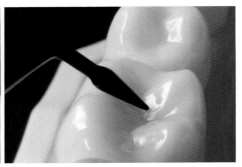

充填器形态对于高效的充填修复至关重要。

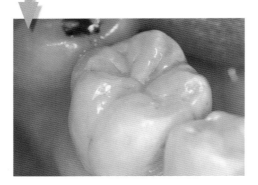

病例2：术后。

▋病例2　追求解剖形态的牙体修复（续）

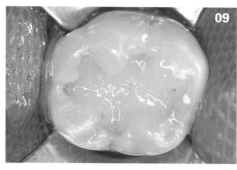
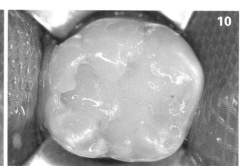

09　从颊侧窝洞开始充填。基本原则是将复杂窝洞简单化。

10　继而充填近中颊侧及舌侧牙尖，并塑形。

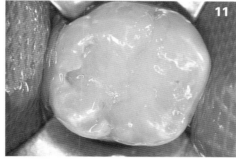
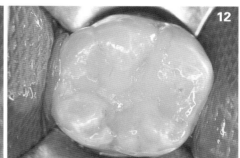

11　在远中颊侧窝洞充填树脂。诀窍是沿着牙尖斜面移动充填器。

12　远中牙尖也一样，描摹剩余牙体组织的沟裂来充填。

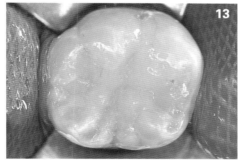
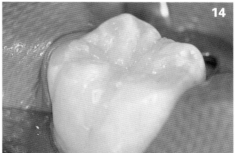

13　咬合面形态恢复的原则是堆塑剩余牙体组织的牙尖斜面和牙尖嵴形态。

14　为了减少调整咬合，要努力重现出牙尖内斜面的斜度。

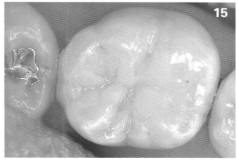
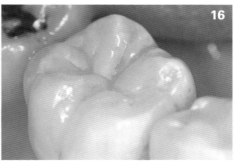

15　使用钨钢车针调整咬合和修整形态。咬合面的抛光则适用刷状的抛光工具（如Occlu-Brush等）。

16　使用膏体树脂塑形时，若已在心中熟记牙齿本有的形态，可大大缩短充填的操作时间。

I 类洞

树脂的选择

　　后牙区树脂充填修复中如何选择树脂？首先要考虑机械性能。其次要考虑与残余牙体组织颜色的匹配性，以及与牙本质颜色的相容性。

　　在牙本质颜色（饱和度）较深的情况下，若直接充填半透明的复合树脂，可能会透出窝洞的深色，从而破坏颜色之间的匹配度。这样的病例中，应选择遮色能力强的流动树脂（OA2色等）行窝洞衬垫，如此可以控制咬合面充填物的明度。

　　另外，以衬洞为目的的流动树脂，除了能够控制明度之外，更重要的是可以自然融入窝洞周围的牙体组织。市售的几种不同产品，其流动性各有高低。流动性高者，可使衬垫厚度更均一。

病例3　应用窝洞底色遮蔽和染色技术的充填修复

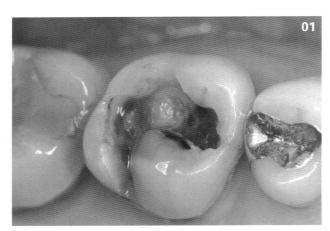

01　金属嵌体脱落而来就诊。

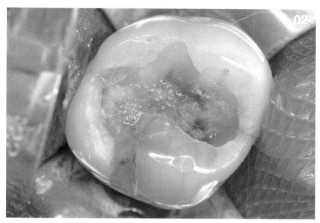

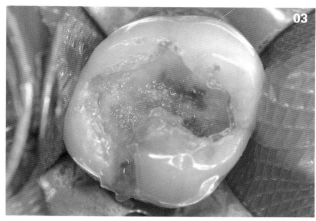

02 谨慎去除病变牙体组织，残留颜色较深的牙本质。

03 需考虑咬合接触区的强度，且酸蚀仅局限在牙釉质区域（选择性酸蚀）。

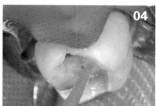

04 涂布粘接剂。此时的粘接剂量要充足，且需用毛刷"擦拭"窝洞，以溶解牙本质上的玷污层，并在吹气过程中将其去除。

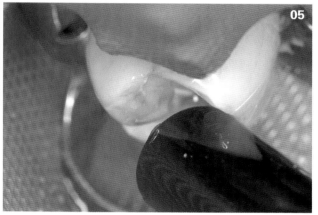

05 吹气后光照。为获得更好的粘接效果，粘接剂的充分固化不可或缺。

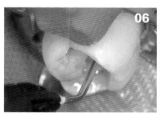

06 使用流动树脂衬垫窝洞。

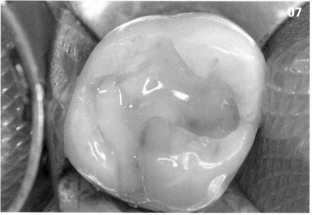

07 应该用OA2色等遮色性强的流动树脂来衬洞，以把控窝洞颜色。

（后续见第20页）

19

内部染色的应用

在后牙区，为使充填物表现出"个性化（Characterization）"，有时会使用染色技术。染色树脂也是一种光固化树脂，但其耐磨性较差，所以要将其放在树脂充填物的内部。临床诀窍是：先在窝洞内部铺设遮色树脂，雕刻"山谷"形态，再将染色树脂注入"山谷"内。

使用染色树脂需要注意的是，涂布时尽量使用最小用量。在充填树脂时，我们常在窝洞内稍多放置，然后去余。但染色树脂切忌过量，因去余困难，有损美观。使用染色树脂时，必须要"含蓄"，才可实现美观效果。

市售的染色树脂有8~11种颜色，常以白色、棕色和蓝色为基调，以适当比例混合使用。混合调色后，在已确定明度的树脂上轻轻描绘，可为美学效果画龙点睛。

病例3　应用窝洞底色遮蔽和染色技术的充填修复（续）

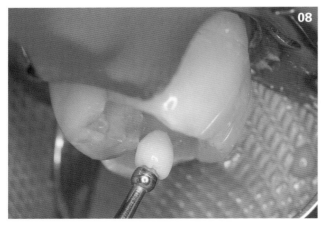

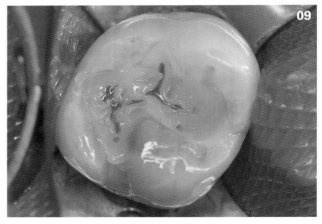

08　后牙窝洞充填树脂时，此形状的充填器非常便于操作。

09　在遮色树脂上染色，实现"个性化"。

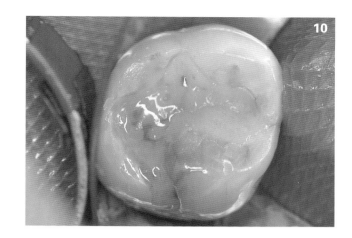

10　腭侧窝洞开始充填树脂。

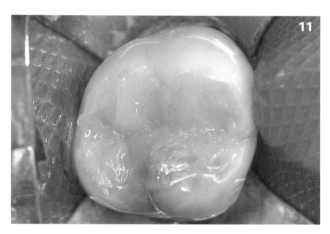

11　从牙体组织剩余最多的牙尖开始充填，可以还原内斜面的倾斜度。

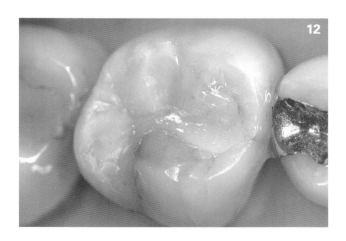

12　咬合面形态由剩余牙体组织所决定。

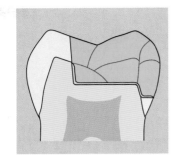

II 类洞

II 类洞修复中复合树脂的应用

　　II 类洞修复的技术难点在于，如何恢复适当的邻接点（邻面接触），并重现边缘嵴形态。这种病例必须使用邻面成型片，让复杂窝洞简单化。接下来要做的是牙间隙分离。最常用的方法就是插入楔子。

　　但对于某些病例，仅靠楔子难以切实分离牙间隙，有时还会导致出血。于是，"固位环（环状成型夹）"应运而生。通过金属环自带的弹力，可以很容易分离牙间隙。

　　适当的器械组合，可以显著降低临床操作的难度。

II 类洞的要点：

1. 了解 II 类洞直接充填修复的必要条件
2. 正确选择和放置邻面成型片
3. 邻接的恢复（复杂窝洞简单化）
4. 修整形态和抛光（选择正确的器械）
5. 决不"钻牛角尖"（间接修复也是可选项）

▌病例1　使用固位环的充填修复

病例1　介绍在邻面充填修复中如何活用成型片、楔子和固位环，并讲解如何将复杂窝洞简单化，以降低修复难度。

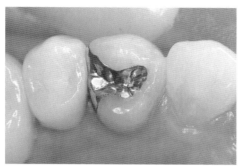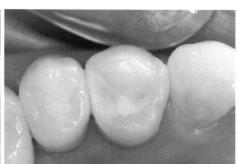

▌病例2　MOD窝洞的充填修复

病例2　介绍如何将MOD窝洞变为简单窝洞，以及操作关键点。

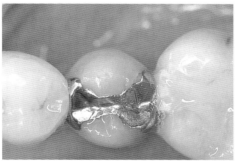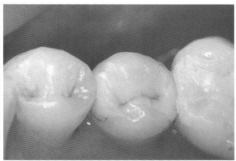

II 类洞

II 类洞直接充填的必要条件

将原有的金属嵌体或全冠去除并行活髓牙漂白后,使用复合树脂再修复的病例很多。去除嵌体后的 II 类洞直接充填必须使用邻面成型片。

分析一个 II 类洞是否适合直接充填,首先要判断能否放置邻面成型片。其实观察是否有宽度充足的邻面洞龈壁。邻面洞内的树脂如果没有健康牙体组织支撑,即使粘接再好,也无法反复承受咬合应力。从此观点出发,即使是基于微创(MI)的窝洞预备,抗力型也不可忽视。

虽然邻面成型法有好几种,遴选至今,固位环(环状成型夹)已经稳居一位。利用固位环的2个角,可让金属成型片在邻面上保持稳定,同时也可通过环的力量确保牙间隙分离。

放置成型片

固位环的种类很多,其选择标准需考虑以下方面:

1. 达到确切的牙间隙分离;

2. 容易插入楔子;

3. 成型片与窝洞之间贴合良好;

4. 环的分牙力不会衰减;

5. 操作便利性强。

如此看来,带有握持部分且易于插入的成型片、与邻面形态适配性强的楔子以及能够跨越楔子且戴入方便的固位环,这样的器械组合可谓不二之选。

操作要点是,插入楔子或者戴入固位环时,应该一边用手指按住成型片一边操作,避免移位。

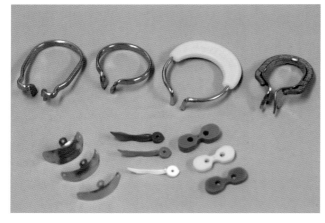

固位环的种类很多,应选择分牙力强,戴入容易的类型。

病例1　使用固位环的充填修复

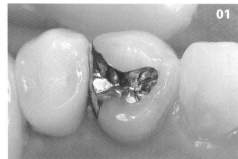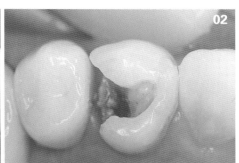

01　主诉希望去除金属嵌体，替换为更美观的材料。
02　使用去除金属材料专用的钨钢车针去除嵌体。

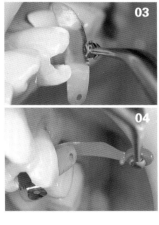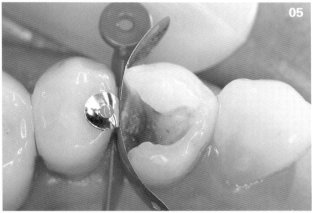

03　插入豆瓣成型片。

04　在牙缝中插入波形楔子（Wave Wedge）。此时需要用手指压住成型片避免移位。

05　确认龈壁与成型片之间是否贴合。

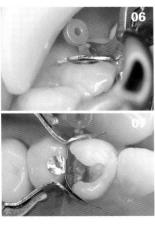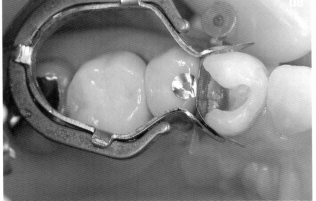

06　小心戴入V形环。

07　V形环的作用是保持成型片以及分离牙间隙。

08　可根据实际情况适当改变V形环的戴入方向。

（后续见第27页）

邻接的恢复（复杂窝洞简单化）

设置成型片是为了让复杂窝洞变成简单窝洞。

完成粘接操作后，在邻面洞中充填流动树脂塑形。与其用膏体树脂（Condensable Resin）加压填塞，不如先使用流动树脂，因为后者的边缘适配性更高。

接下来在邻面洞用膏体树脂堆塑牙体外形，此时需在原本的咬合面相应位置雕塑边缘嵴，从而恢复适当的龈外展隙上部形态。

操作结束后，有些病例可以立即取下固位环，便于后续操作。

邻面洞充填要点：

◦支撑充填物的龈壁需有充足宽度
◦插入楔子使成型片与牙颈部龈壁之间贴合
◦用流动树脂提高边缘充填质量
◦正确操作器械塑形边缘嵴
◦选择正确的充填器

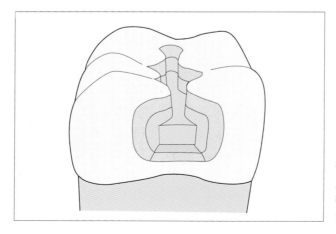

确保充足的龈壁宽度，可防止 II 类洞复合树脂充填物的折裂。因此，健康牙体组织的支撑非常必要。

■ 病例1 使用固位环的充填修复（续）

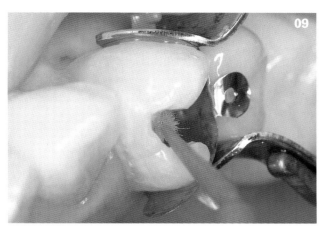

09 行粘接操作。

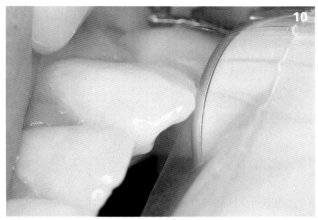

10 尤其是Ⅱ类洞，照射面与窝洞底壁距离有时较远，须留意光照时间是否足够（可延长照射时间等）。

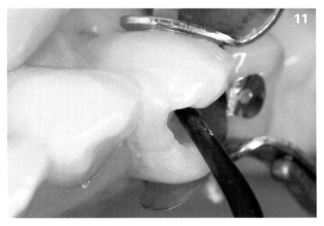

11 用流动树脂恢复龈壁。

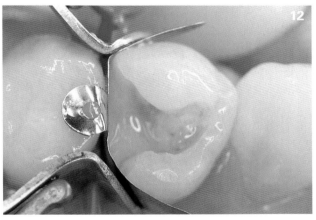

12 利用流动树脂的流动性，提高边缘封闭性。

13 远中边缘嵴用膏体树脂堆塑。

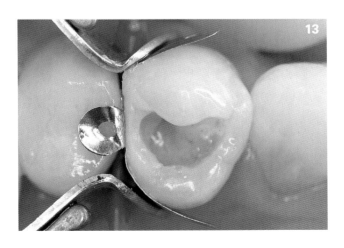

（后续见第29页）

II 类洞

形态修整与抛光

　　只要把复杂窝洞简单化，后续膏体树脂充填变得易如反掌。倘若必须使用口镜充填修复上颌磨牙，将树脂充填部位区域化，可使操作变得更容易。

　　修整形态时，应使用橄榄球形的钨钢车针细心操作，避免损伤正常的牙釉质。使用钨钢车针，可以把复合树脂成分中较为坚硬的填料，和较为柔软的树脂基质（Matrix Resin），在同一个平面上去除，从而创造出平滑的表面，提升抛光效率。抛光咬合面时，可以使用复合树脂抛光专用的二氧化硅抛光车针，或者咬合面抛光刷（Occlu-Brush）。抛光邻面时，应使用抛光条，其厚度可以作为衡量邻接松紧度的指标。

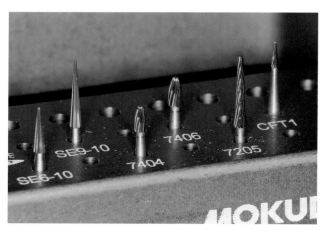

修整形态用的钨钢车针套装（M.M. CompositeFinish，茂久田商会）。

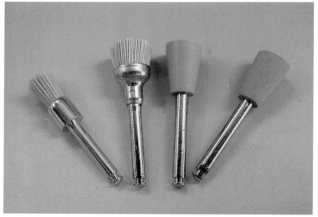

根据抛光部位的形状和位置选择合适的抛光器械。

病例1　使用固位环的充填修复（续）

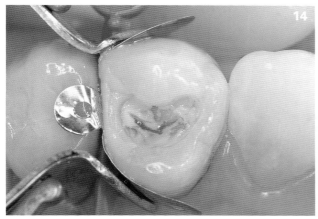

14　在窝洞底部充填膏体树脂（A2O色），并染色。

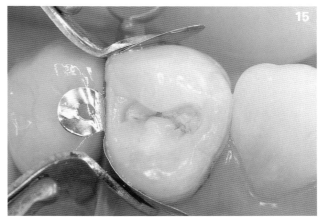

15　堆塑腭侧牙尖，恢复咬合支持。

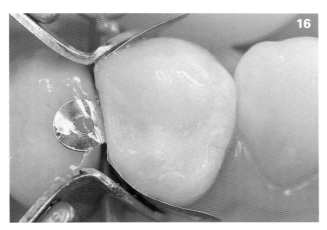

16　继续堆塑颊侧牙尖。

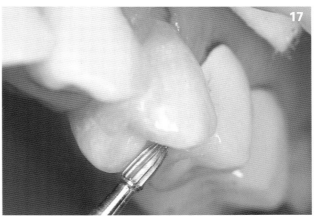

17　依此顺序充填，可以最小化调整咬合和形态修整。

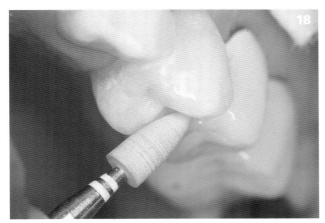

18　用含有超微细金刚砂颗粒的二氧化硅抛光车针（Compomaster，松风）抛光。

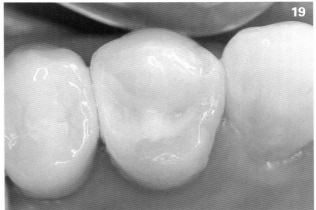

19　邻面用抛光条（Epitex，GC）抛光。

II 类洞

更复杂的窝洞也要将其简单化

即使是MOD窝洞，也应着眼于如何简单化窝洞。

先充填远中再充填近中，可以化繁为简。另外，近远中面同时上成型片会比较费事，单独上成型片反而效率更高。

■ 病例2　MOD窝洞的充填修复

01　去除MOD嵌体。
02　观察牙间距离，判断可行直接充填修复。
03　上橡皮障，第一磨牙近中的树脂嵌体折裂部分先行树脂充填。

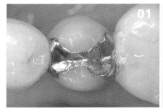 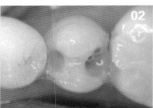 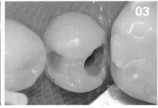

04　远中放置成型片和楔子。
05　做好粘接。

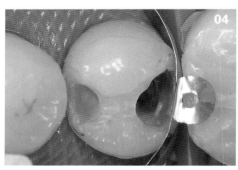 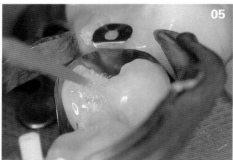

06　从视野较差的远中面开始充填树脂。
07　远中充填完成后去除成型片。

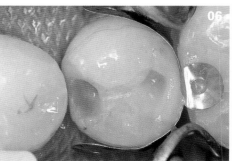 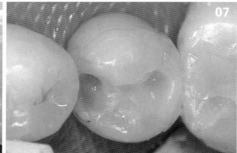

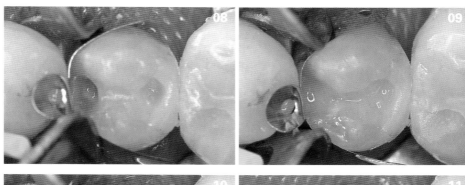

08 在近中面同样操作。
09 使流动树脂填满邻面洞龈壁。

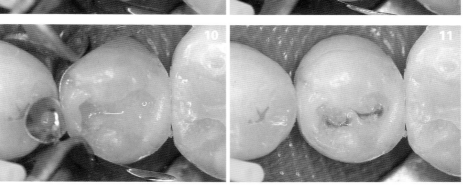

10 以邻牙为参考，堆塑近中边缘嵴。
11 咬合面用染色树脂赋予个性化。

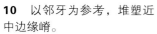

12 用牙釉质色树脂分别堆塑颊舌侧牙尖。

13 用花蕾状钨钢车针做形态修整。

14 用二氧化硅抛光车针（Compomaster，松风）抛光。

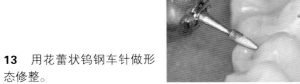

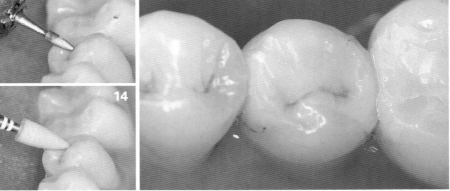

15 用已知厚度的抛光条（30～50μm）抛光邻面，同时调整邻接松紧度。

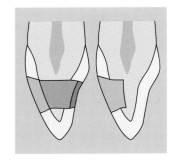

III类洞

III类洞修复中复合树脂的应用

　　牙齿上有3个不易清洁的区域，也是龋损高发部位，邻面便是其中之一。前牙邻面不涉及切角的窝洞，舌侧有无可以作为底衬的剩余牙体组织，决定着充填操作时长。

　　舌侧有底衬牙体组织时，单独使用能够反映窝洞周围色彩的膏体树脂（牙釉质色等）即可获得良好的色彩融合，即变色龙效果（Chameleon Effect；译者注：指口内的牙冠修复材料和周围残留的牙体组织或天然牙齿看起来色彩同步的效果）。

　　而如果舌侧没有底衬牙体组织，考虑到复合树脂的半透明性，必须为美学充填修复执行特殊策略。也就是说，需要在舌侧充填透光性较低的膏体树脂以提升充填体的整体明度。若忽视这个要点，仅用牙釉质色的树脂行单层充填，会使充填体整体明度过低而显灰。还有一个不可忽视的问题，即为了提高明度而使用遮光性高的膏体树脂，其厚度应为多少？此时应该以剩余牙体组织的明度作为参考。

　　复合树脂充填修复中，为了获得色彩的融合，应该把明度放在首要位置。临床上应该依照明度、饱和度和色相的顺序来决定色彩。

> **III类洞充填的要点**
>
> 1. 有舌侧底衬牙体组织的窝洞预备
> 2. 如何赋予美观的邻面形态
> 3. 相邻窝洞修复的概念
> 4. 没有舌侧底衬牙体组织的窝洞预备和充填
> 5. 没有舌侧底衬牙体组织的大窝洞的高效充填

病例1 有舌侧底衬牙体组织的充填修复

病例1 在有舌侧底衬牙体组织的病例中，尽可能保存牙体组织和赋予邻面形态的方法。

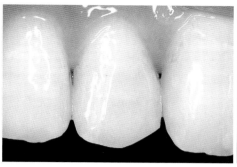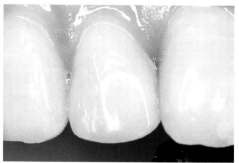

病例2 相邻两个小窝洞的充填修复

病例2 为了高效充填两个小窝洞的洞形简化策略。

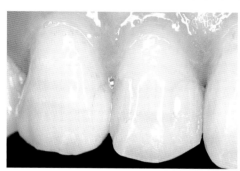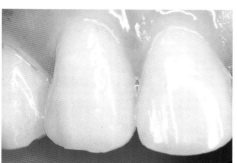

病例3 没有舌侧底衬牙体组织的充填修复

病例3 没有舌侧底衬牙体组织的病例中，应该注意的窝洞预备基本原则以及充填操作。

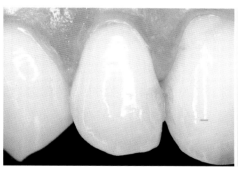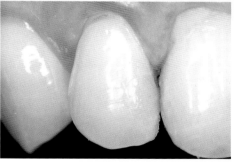

病例4 相邻两个大窝洞（没有舌侧底衬牙体组织）的充填修复

病例4 充填没有舌侧底衬牙体组织的大窝洞时，提升充填效果和效率的技术。

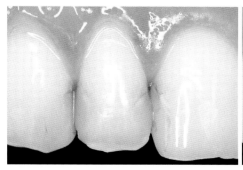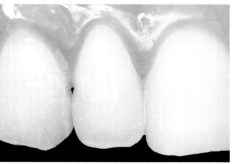

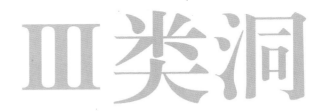

有舌侧底衬牙体组织时的备洞方法

"微创（Minimal Intervention，MI）"治疗概念下，应该最小化牙体组织切削量。

病例1中，不仅侧切牙近中的充填物边缘可见缝隙，表面也有明显磨耗。这样的病例，根据MI原则，应把修补充填作为首选，而不是选择对组织伤害较多的重新充填。

病例1备洞时，严格执行以下操作：

1. 尽可能保存舌侧牙体组织；

2. 尽可能保存邻接关系；

3. 唇面的牙釉质斜面，应该遵循外形，尽可能地浅和宽。

当存在旧树脂充填物时，更要注意粘接面的处理。众所周知，牙釉质需要磷酸酸蚀、牙本质需要牙本质粘接剂，那么硬化后的复合树脂需要硅烷化处理。

当粘接面存在不同种物质时，需要分别做合适的预处理。如病例1，复合树脂和牙体组织混在，首先应对旧树脂做硅烷化处理，之后对牙体组织做预处理，才能进入下一步的操作。

目前市面上在售的通用型自酸蚀粘接剂，对于瓷、牙科合金和复合树脂都不需要预处理，单独涂布该粘接剂即可。而对于临床效果评价，如持久性，仍有赖今后的长期观察。

请谨记，充填修复应该尽可能简化步骤。另外，粘接等操作是树脂修复的核心部分，应充分关注细节处理。

病例1 有舌侧底衬牙体组织的充填修复

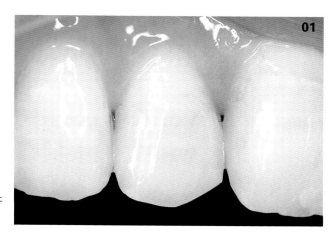

01 主诉是切缘形态不良，牙齿也有近中扭转，需要牙列的微调整。

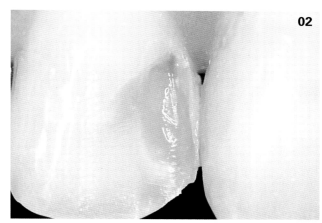

02 尽量去除旧充填体的唇侧，而没有问题的舌侧和邻面则尽可能保存。

粘接操作完成后，用流动树脂做一层底衬，可以消除窝洞壁和线角的尖锐部分。

这可避免复合树脂和窝洞底部牙本质之间产生缝隙。

把流动树脂想象成是含有填料的粘接材料，涂布在粘接面上即可。

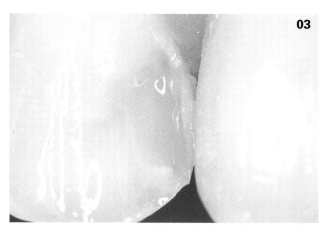

03 硅烷化及粘接处理，在窝洞底部涂布流动树脂。

（后续见第37页）

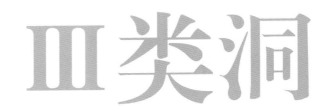

Ⅲ类洞

如何赋予美观的邻面形态

前牙复合树脂充填中，邻面移行部分的形态，是美观与否的重要评判点。

此时的关键是透明成型片的使用方法。通常情况下，切削牙体组织之后再安装该成型片，而在美观的树脂充填修复中，如何减少其使用却是关键。临床顺序是：

1. 在牙面处理前，先用条带状的牙线将Tokuso树脂分离剂（Tokuyama公司）在邻牙上极薄地涂布一层，确保复合树脂与邻牙分离。

牙面处理或者涂布粘接剂等与粘接相关操作时，用透明成型片保护邻牙。

2. 粘接操作结束后，取下透明成型片，行充填操作。

3. 此方法可以赋予邻面正确的解剖学形态，以"邻面塑形技术（Prox-imal Adaptation Technique）"之名而广为人知。用这种方法能做出邻接吗？也许的确超乎想象。解释为"此方法利用了50～100μm的牙周膜间隙"，应该可以让人心悦诚服吧？

还有另外一种方法，放置透明成型片后直接堆塑膏体树脂，在调整形态的阶段把成型片从舌侧抽出从而塑造邻面形态。这种方法也称为"成片牵拉法（Pull Stripes）"。熟练的话可以比较简单地创造出邻面形态。

当然，还要调整邻接松紧度。应把抛光条厚度作为参考指标。适当地选用厚度为30μm或50μm的抛光条（Epitex，GC）。

■ 病例1　有舌侧底衬牙体组织的充填修复（续）

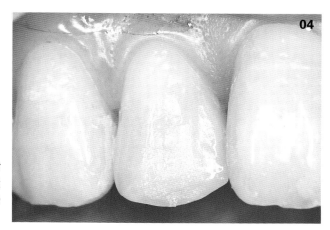

04　第一层牙本质色树脂用来控制明度，一定要注意其与牙体组织之间的流畅过渡。

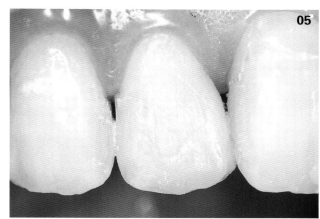

05　用牙釉质色树脂赋予邻面移行部位的形态，诀窍是用雕塑笔刷来操作。

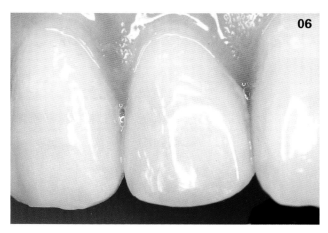

06　尽快完成形态修整。通过抛光赋予表面光泽，提升质感，需要选择正确的抛光系统。

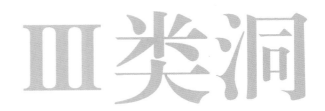

相邻两个窝洞充填修复的概念

无论何种病例，策略都应该是考虑如何让充填操作简单化。

何谓"简单化"？即考虑如何以最短的距离（时间）到达目的地。相邻两窝洞的充填修复在临床中较为常见，临床操作顺序也是一样的。需要考虑以下几点：

1. 窝洞大小；

2. 窝洞位置（近中还是远中）；

3. 与龈缘的距离。

病例2中，因为远中面相对不好直视，为了做好充填，选择从侧切牙远中开始操作。侧切牙充填完毕后在肉眼直视下抛光，表面涂布分离剂，然后再开始尖牙近中的树脂充填。

从难以看见的部位或操作困难的部位开始充填，称为"简单化"。

病例2 相邻两个小窝洞的充填修复

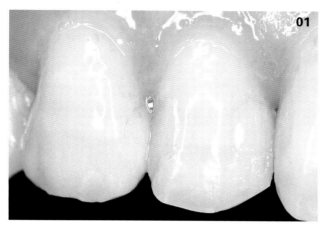

01 侧切牙和尖牙之间的邻面行再充填。

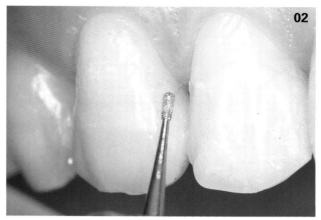

02 根据病例选择适合的金刚砂车针，是MI修复的基础。

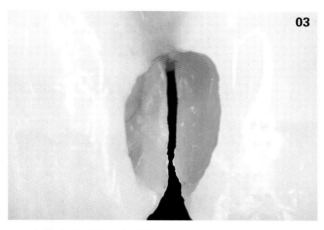

03 树脂充填时要尽力避免牙龈出血，备洞应慎之又慎。

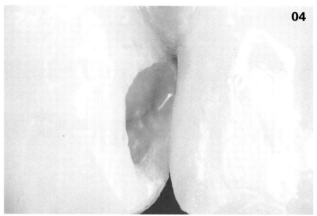

04 从难以直视的远中窝洞开始充填，提升效率。

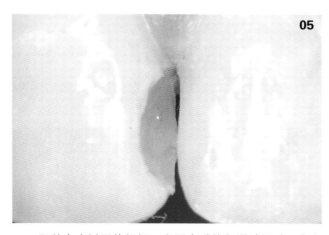

05 即使有底衬牙体组织，当牙本质的色调过深时，也应该使用遮色性强的树脂（此处使用了A2O色）。

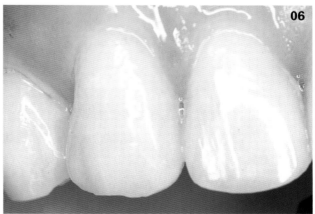

06 修整侧切牙近中面形态，抛光，完成充填。

没有舌侧底衬牙体组织病例的备洞和充填

　　Ⅲ类洞病例中，根据舌侧底衬牙体组织（或充填物）的有无，充填操作的步骤有所不同。有底衬时，即使口内光线不好，充填物也不容易出现明度下降，此时单独使用牙釉质色树脂即可。

　　而没有底衬时，为了控制明度，需要在舌侧充填一层牙本质色树脂或者遮色树脂。当然，若使用漫反射性能优良的膏体树脂，则免此步骤。但在一般的病例中，需要把控明度才能获得理想的美学效果。

　　若想善用半透明性复合树脂的光学特性，术者需要通晓其半透明的程度。不同的树脂厂商制造的产品，其半透明性差异颇大，临床使用前需要充分了解。

病例3　没有舌侧底衬牙体组织的充填修复

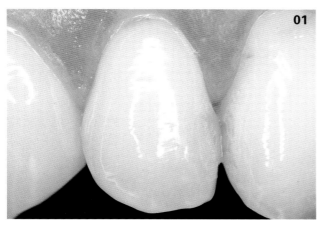

01　旧充填体形态不良，也没有恢复正确的邻接。患者主诉邻面清洁时会卡住牙线。

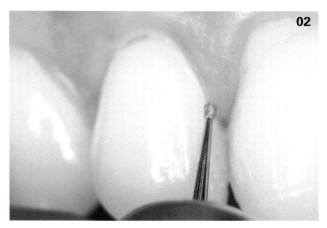

02　在不损伤邻牙的前提下去除旧充填体，使用最小的车针（B's MI Bur，日向和田）。

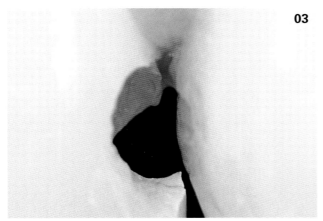

03　备洞后呈现舌侧无底衬的Ⅲ类洞。首先从难以直视确认的舌侧开始充填。

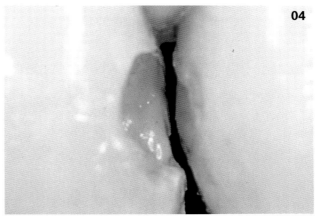

04　没有舌侧底衬的病例中，需要使用牙本质色树脂或遮色树脂，控制明度。

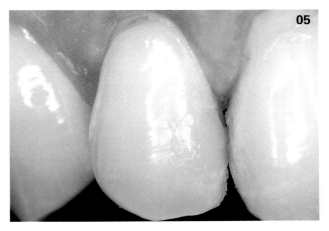

05　通晓膏体树脂的透明程度，在此病例中尤为重要。

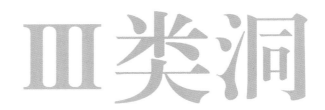

没有舌侧底衬牙体组织的较大窝洞的高效充填

即使是相邻的Ⅲ类洞，备洞后舌侧的牙体缺损较大，需设法同时恢复舌面和邻面形态。尤其是舌面赋形，需要使用镜像技术。所以，要提前训练在口镜观察下做树脂充填技术。

此时，舌面硅橡胶导板则可大派用场。在去龋和去除旧充填体之前，先用重体硅橡胶印模材料制备包含治疗牙在内的连续多颗牙齿的舌面印模，材料硬化后作为树脂充填成型工具。

出国旅行的时候，旅行爱好者们喜欢自己制订攻略，领略旅行的意义。但若有导游相伴，也是一番体验。事实上，有无导游的陪同，旅行的体验感简直云泥之别。复合树脂充填修复中的导板，虽然不起眼，却能让充填操作变得容易许多。

另外，也可以用透明的咬合记录硅橡胶来做舌面导板。

> 舌面形态容易塑形。
> 复杂窝洞简单化。
> 获得舌面的解剖学形态。

硅橡胶导板的作用。

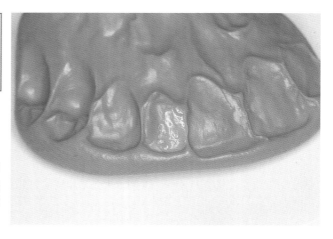

备洞之前，先用硅橡胶导板制取舌面形态。充填前将导板放在窝洞舌侧标记缺损范围，然后在硅胶导板上铺塑膏体树脂，再压接在窝洞的舌侧。

（硅橡胶导板的使用方法见第124页）

病例4　相邻两个大窝洞（没有舌侧底衬牙体组织）的充填修复

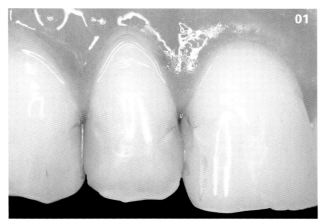

01　陈旧的树脂充填物周围可见继发龋。

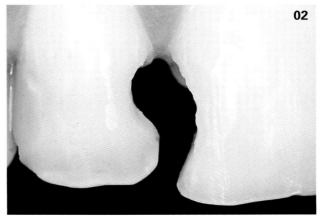

02　术前预测舌面的窝洞很大，自由手充填非常困难。

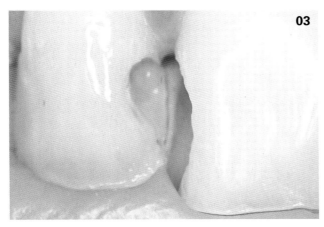

03　在硅橡胶导板上铺塑好膏体树脂后，直接压接到舌侧窝洞（参考左页图）。

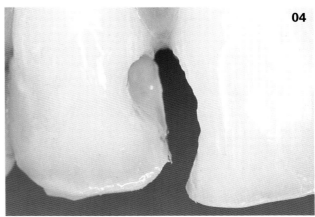

04　制作出底衬之后，控制明度和赋予形态就容易了。

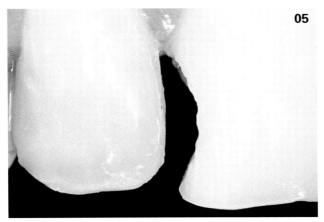

05　树脂抛光后，涂布分离剂，再在另一个窝洞上行粘接操作。此时需要放置透明成型片。

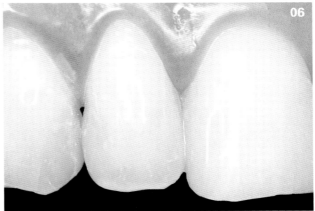

06　只需要再做一次邻面充填，效果截然不同，牙列更加美观。

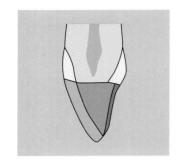

IV类洞

IV类洞修复中复合树脂的应用

复合树脂美学充填术，因IV类洞的层塑技术（Layering Technique）而声名大噪。国内外的优秀临床专家不断推出各自的理论、美学意识和技术，巧夺天工的"作品"令人叹为观止。

尤其是对于冠根折病例，过往大家认为必须使用间接法才能修复，如今只用复合树脂直接充填的病例大量涌现，美学效果令人瞠目结舌。由此我们也可领略复合树脂修复的无限可能性。

IV类洞的修复要点

1. 前牙的备洞的考量
2. 前牙粘接操作的要点
3. 层塑技术的考量
4. 如何用充填体重现天然牙的质感
5. 牙缝过大病例中的技术应用

■ 病例1　使用硅橡胶导板的充填修复

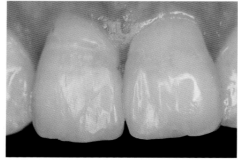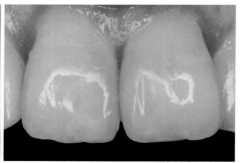

病例1是没有底衬牙体组织的病例。此处展示尽量保存牙体组织的备洞方法，以及邻面赋形的方法。

病例2 联合牙冠美白的充填修复

病例2是没有底衬牙体组织的病例。此处解说把控明度，同时塑造邻面形态时，需考虑哪些事项。

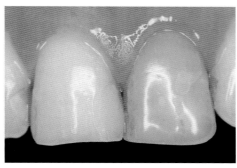
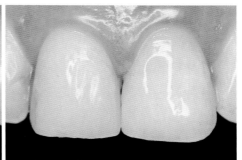

病例3和病例4 牙冠切缘折断的充填修复

通过病例3和病例4解说如何通过简单的充填操作获得前牙左右对称效果。

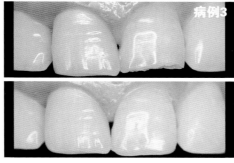
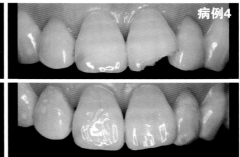

病例5 狭窄牙缝的充填修复

通过病例5展示如何封闭正畸治疗后产生的狭小牙缝。

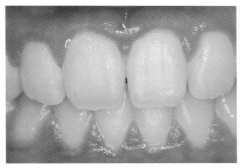
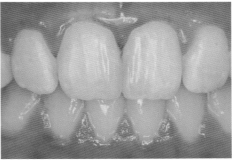

病例6 宽大牙缝的充填修复

病例6是宽大牙缝的病例。此处解说提升效率，并获得良好最终效果的充填方法。

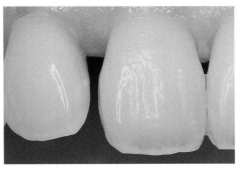
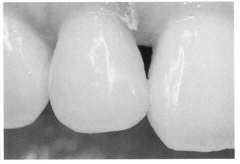

IV 类洞

前牙备洞的考量

去除全部龋损与旧充填体后，呈现复合树脂充填的窝洞。复合树脂充填修复的窝洞形态，由病灶范围决定。

在前牙，还需要在唇侧牙釉质上制备宽而薄的斜面，才可获得树脂和牙体组织之间的流畅过渡，让衔接部分变得边界模糊，呈现渐变效果，提升充填后的自然观感。

对于前牙大面积缺损，如用自由手充填膏体树脂来恢复解剖形态，技术敏感性高，操作时间长。但若用导板，充填操作可信手拈来。

比如 IV 类洞，在去除龋损和旧充填物前，将舌面形态记录在重体硅橡胶印模材料上，硬化后作为导板。舌面形态保留在印模中，可引导舌面的充填操作。

█ 病例1　使用硅橡胶导板的充填修复

01 主诉是右中切牙牙颈部补牙材料不美观。患者对美的追求非常极致。

02 在备洞之前，先制作硅橡胶导板。

03 硅橡胶导板能够提供舌侧的切导外形指引，这非常重要。

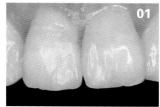 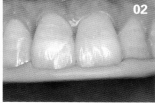 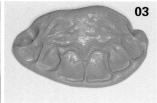

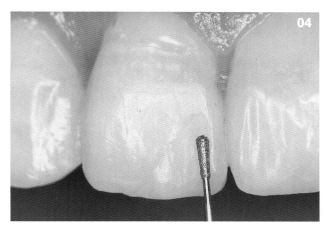

04 使用合适的金刚砂车针去除旧充填物。

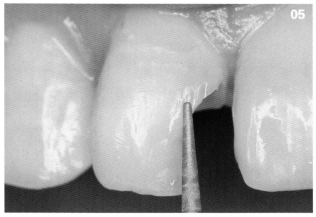

05 在唇侧的牙釉质边缘上，制备短斜面。

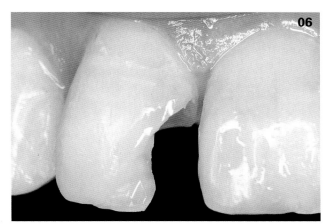

06 备洞完成。

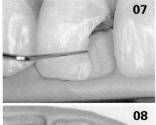

07 在硅橡胶导板上，用探针标记出牙体缺损的外形，使之明确可见。

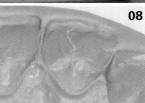

08 硅橡胶导板上可见牙体缺损部分的标记。

（后续见第49页）

IV 类洞

前牙区的粘接系统选择

　　市面上的粘接系统琳琅满目。前牙充填修复时，应选择成膜较薄的粘接剂。在这一点上，所有一步法的产品都可形成10μm以下的膜，均适合前牙区的美学充填修复。

　　值得注意的是，有些一步法产品的牙釉质粘接性能较差，所以若牙体缺损较大，最好是局部酸蚀牙釉质（选择性酸蚀）。

　　涂布粘接剂时，需要溶解去除玷污层，充分渗透牙本质。有些产品还要求在牙本质上反复涂擦。另外，之后的吹气对粘接效果也有很大影响，不同产品用法各异。因此，不论使用哪种粘接系统，都应该先仔细阅读说明书，确认使用方法。按照厂商的说明行粘接操作，可以获得相对可靠的粘接效果，期待能支撑上方复合树脂的性能与美观。

　　正因为有了可靠的粘接效果，才能充分发挥复合树脂充填修复的优点，以最少的备牙量，取得最好的冠修复美观效果。

病例1 使用硅橡胶导板的充填修复（续）

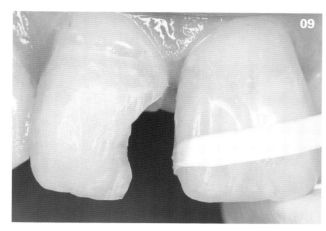

09 在邻牙用牙线涂布分离剂（Resin Separator：Tokuyama Dental）。

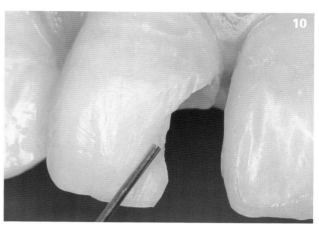

10 局限在牙釉质部分酸蚀。需要用附带细针头的酸蚀剂。

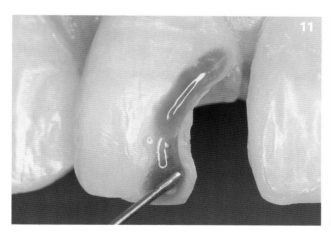

11 用"一笔带过"的方法，轻轻地在牙釉质上涂布酸蚀剂。

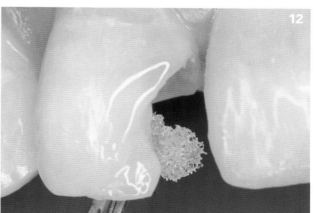

12 使用单步法自酸蚀系统粘接剂。

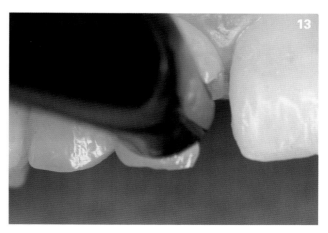

13 吹气后，让粘接层充分光固化而成膜。

（后续见第51页）

层塑技术（Layering Technique）的临床考量

层塑技术成功的要点是，控制不透明树脂层与透明树脂层的厚度，使充填物的明度与剩余牙体组织的明度相适应。当然，能用好漫反射性能优良、变色龙效果较强的膏体树脂，也能获得不错的效果。但是，若能善用遮色树脂的不透光性，可以获得更好的美学效果。

在冠折和IV类洞这样的牙体缺损大、剩余牙体组织颜色较深的病例中，受口内光线和牙体组织颜色的影响，变色龙效果反而会成为阻碍美学表达的因素。因此，分层堆叠不同漫反射率或透明度的树脂才是获得色彩调和的法门。应该使用遮光性强的膏体树脂来阻止光线透射，使之匹配剩余牙体组织的明度，再在上方充填透明度高的膏体树脂。

病例1　使用硅橡胶导板的充填修复（续）

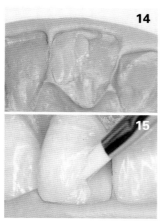

14 在标记范围内铺塑一层膏体树脂。

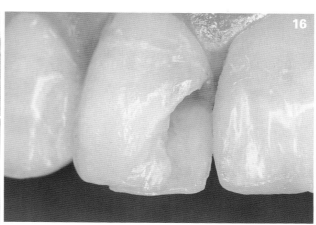

15 把已铺塑薄层树脂的硅橡胶导板压紧在舌侧，用雕塑笔刷轻刷，使树脂与牙体组织之间流畅过渡。

16 完成舌侧壁充填后，把握牙冠形态、控制明度都变得相对容易。

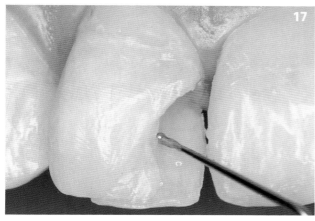

17 为防止锐角部位混入气泡，在牙本质区域用流动树脂衬垫一层。

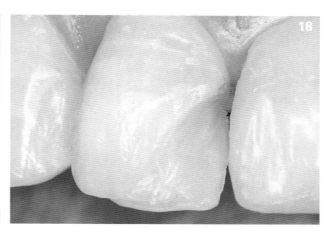

18 继续充填遮色树脂以控制明度。

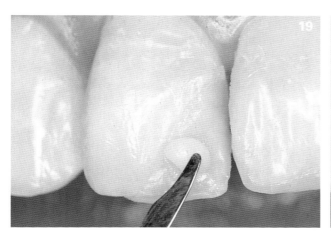

19 完成明度控制后，充填牙釉质色树脂。

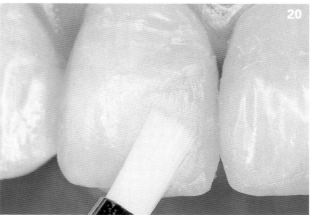

20 用雕塑笔刷修整外形。

（后续见第53页）

IV 类洞

如何让充填物重现自然的质感？

为了恢复美观，需要考虑牙齿颜色、形态、牙冠长度、宽度等因素是否与颜面部协调。与牙齿颜色相关的要素，包括色相（Hue）、饱和度（Chroma）和明度（Value）。另外，还需要仔细观察天然牙所拥有的透明度、乳光性和荧光性。要求再高一些，还需要充分把握每颗牙齿的个性化特征，如通透性、白斑等，同时参考邻牙，构建牙齿的色彩地图。

站在整体角度观察之后，还要关注细节，如磨损、磨耗、裂纹等。这些形态特征赋予了充填修复牙以个性，人为模仿唇面沟和波纹，可以让充填物获得更加自然的质感。

■ 病例1　使用硅橡胶导板的充填修复（续）

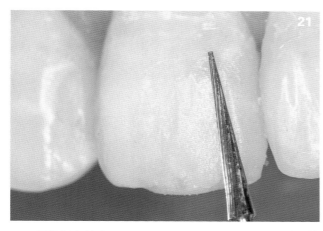

21　用钨钢车针（Midwest Carbide Bar Esthetic，登士柏三金）修整形态。

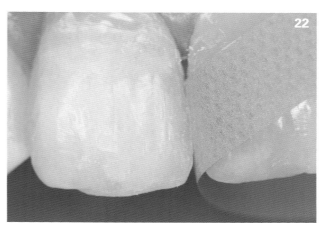

22　用Epitex（GC）抛光邻面，调节适当的邻接松紧度。

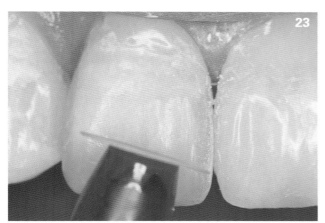

23　用绿色和红色的Super-Snap（松风）抛光。

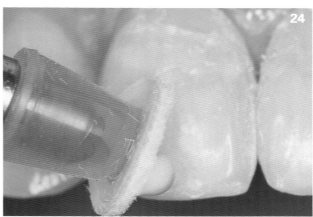

24　用Super-Snap Buff Disk抛光碟（松风）和Ultra II抛光粉（松风）制造表面光泽。

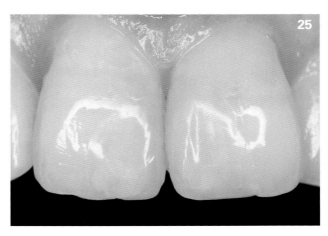

25　树脂充填修复时，比色调更重要的是明度和充填物表面的质感。

■ 病例2　联合牙冠美白的充填修复

对于牙体组织的色彩或者修复体的表面纹理，有些患者可能会非常在意。但在日常生活中，大多数患者会司空见惯，忽视了这些美学细节。正因如此，有必要引导他们回想牙齿曾经的样子和颜色，以了解患者的美学需求。

即使只改善死髓牙的变色问题，也可以为患者带来很大改观。再进一步的话，重新修复色彩或形态不良的树脂充填物，那么美学的改变可以用翻天覆地来形容了。**病例2**是一位每天为了照顾孩子而忙得不可开交的女性，关于口腔的问题，她本以为"就这样得了"。正因如此，治疗结果让她非常满意。

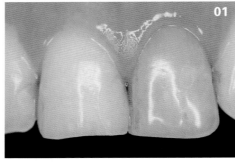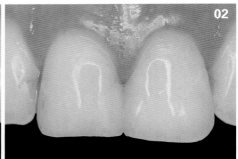

01　内漂白（Walking Bleach）之后树脂充填修复。
02　色彩明显改善后，近中面重新树脂充填修复。

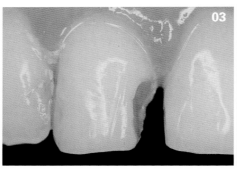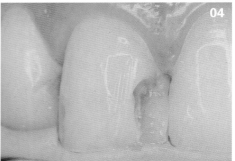

03　小心去除近中面的旧充填物。
04　用提前制作好的硅橡胶导板，先充填腭侧。

05 此时还没有充填邻接部分。

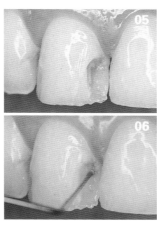

06 在牙体组织与树脂的过渡部分与牙本质表面衬一层流动树脂。

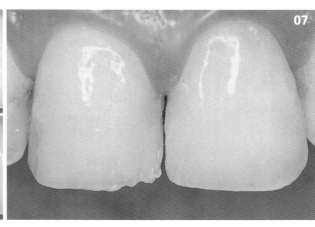

07 考虑剩余牙体组织的明度，充填牙本质色膏体树脂。

08 用充填器轻轻按压树脂，把树脂轻抹到牙体组织上。

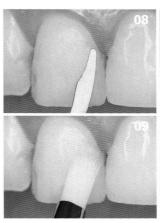

09 赋予邻面过渡区域的形态时，要用平头笔刷。

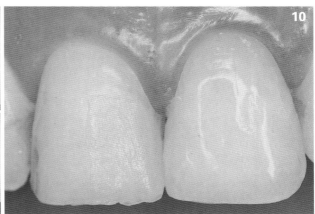

10 用平头笔刷来雕塑解剖形态，是短时高效充填操作的秘诀。

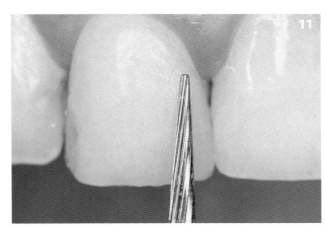

11 使用钨钢车针，可以缩短之后抛光操作的时间。

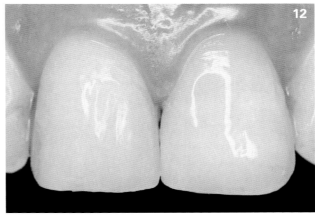

12 这样的修复结果，患者切实感受到牙齿的变化。术者也有成就感。

■ 病例3　牙冠切缘折断的充填修复①

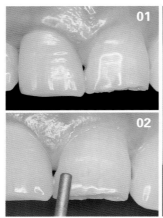
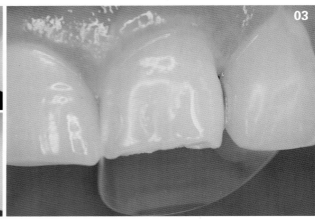

01 切端形态受损。

02 只去除牙釉质最表层。

03 卷曲透明成型片插至邻面，以保护邻牙。

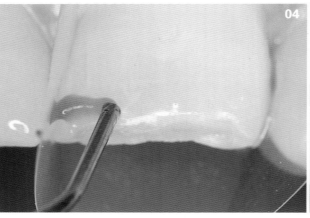
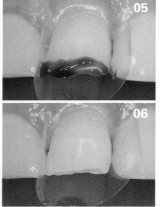

04 牙釉质区域选择性酸蚀。用注射器的金属尖端来涂布酸蚀剂非常方便。
05 牙釉质酸蚀时间为10～15秒。
06 为了彻底去除残留的硅等增稠剂，必须充分冲洗和干燥。

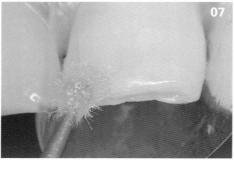
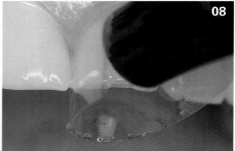

07 细心涂布粘接剂，避免破坏牙釉质的酸蚀结构（Etching Pattern）。
08 充分吹匀后，光照固化。

09 依照切端形状充填膏体树脂。

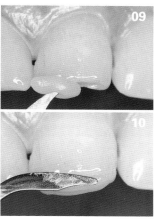

10 细小的充填器是充填操作的利器。

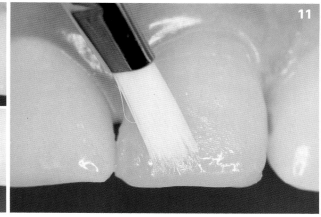

11 平头笔刷修整形态，使得树脂与牙体组织的过渡更加流畅。

12 光固化灯的照射头必须尽可能地靠近树脂。

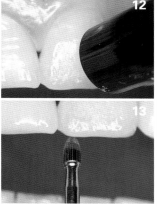

13 橄榄球形的钨钢车针非常适合用于修整腭侧形态。

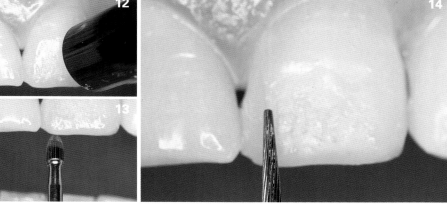

14 用30条切割刃的钨钢车针修整唇面形态。

15 用树脂专用的二氧化硅车针抛光。

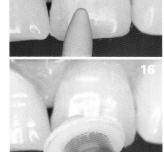

16 用金刚砂抛光膏（Di-rectDia Paste，松风）和Super-Snap Buff Disk抛光碟（松风）继续抛出光泽。

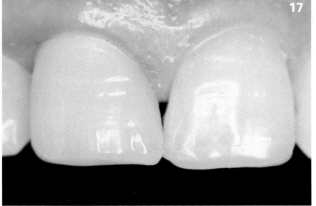

17 仅仅恢复了那一点点的切端形态，效果让患者非常惊讶。帮助患者重现天然牙之美，是树脂充填修复的乐趣所在。

病例4　牙冠切缘折断的充填修复②

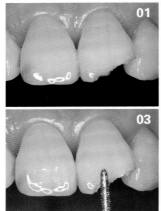

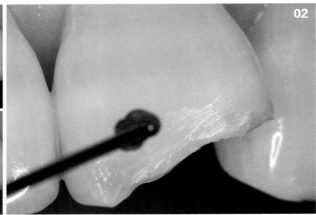

01 由于摔倒导致前牙切缘折断。

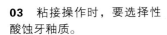

03 粘接操作时，要选择性酸蚀牙釉质。

02 唇面制作牙釉质宽而浅的斜面。

04 选择性酸蚀的时间为10~20秒。
05 轻柔地涂布粘接剂，不要破坏酸蚀结构（Etching Pattern）。

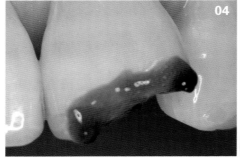

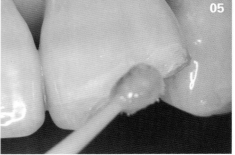

06 自酸蚀粘接剂的涂布时间要谨遵说明书。
07 充分吹匀，确保去除粘接剂内的挥发成分。
08 光固化粘接剂以形成粘接层。

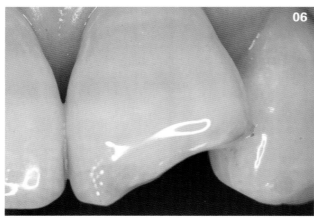

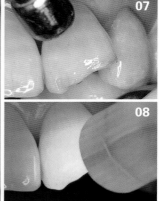

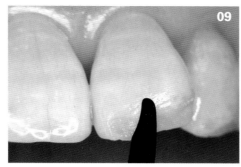
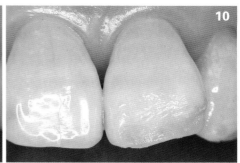

09 首先在腭侧充填膏体树脂，制作树脂背板。

10 有了背板，更容易掌控充填物的外形。

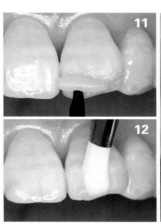
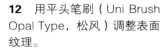

11 根据明度来选择膏体树脂的颜色。

12 用平头笔刷（Uni Brush Opal Type，松风）调整表面纹理。

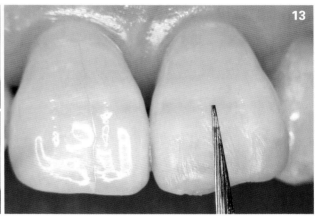

13 用钨钢车针修整形态，获得合适的抛光面。

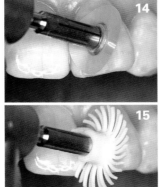

14 用Sof-Lex抛光碟（3M ESPE）抛光。

15 用Sof-Lex Spiral抛光碟（3M ESPE），如此可以保留表面细小的纹理，同时获得光泽感。

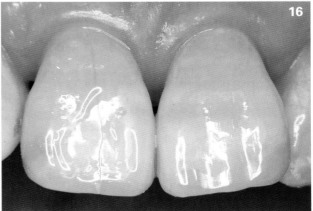

16 前牙充填修复后，左右是否对称对美观影响很大。

IV 类洞

牙缝过大的树脂应用技术

对于层塑技术来说，牙缝过大的充填修复病例应该是最简单的。但在充填前仍然有一些细节需要思考，尤其是如何选择合适的器械和材料。值得一提的是，同样是牙间隙问题的病例，如果间隙比较窄小，无论是器械操作还是牙面保护都变得很困难，会花费比想象中更多的时间。

病例5因正畸治疗后正中牙缝稍大转诊而来，要求树脂充填修复。如此狭小的空间让器械操作变得相当困难，非常耗费时间。反过来，**病例6**这样宽大的牙缝，让牙面处理和树脂充填都变得容易，治疗也能在短时间内结束。

封闭邻面牙缝时，常常让人感到困扰的是，如何将充填物从龈方向冠方堆砌，且形态顺滑流畅。本来设计运用在后牙的透明豆瓣成型片（Sectional Matrix），此时可有奇效。将成型片插入邻面，利用成型片自身的弯曲来制作腭侧壁，再完成唇侧外形，可以获得自然的轮廓。

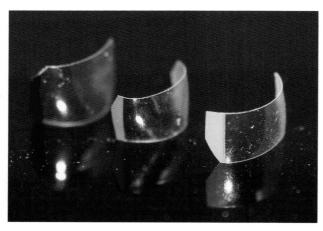

透明豆瓣成型片（Transparent Sectional Matrix，Kerr）。

病例5 狭窄牙缝的充填修复

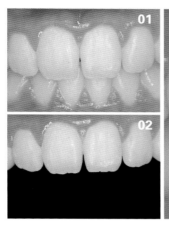

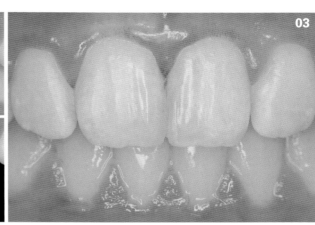

01 正畸治疗结束后，前牙牙缝无法关闭，转诊要求树脂充填修复。

02 与宽大的牙缝相比，这样狭小的牙缝让充填操作非常困难。

03 病例5从治疗开始到抛光结束用时1小时。所以，并不是越大的窝洞越费时。

病例6 宽大牙缝的充填修复

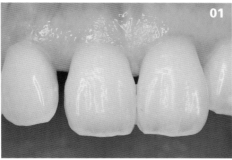

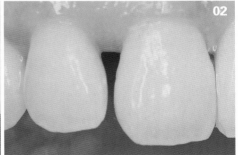

01 患者长久以来对这么大的牙缝一直非常在意。
02 两侧的中切牙左右对称，外形平衡美观，因此只在侧切牙近中行树脂充填。

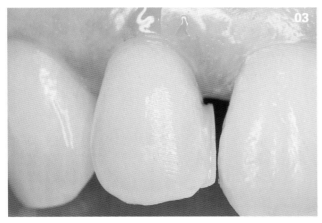

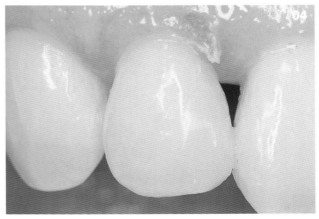

03 粘接操作之后，首先充填腭侧，此时使用透明豆瓣成型片（Sectional Matrix），更容易堆塑腭侧形态。

04 充填结束后，患者照镜子后非常满意，牙医也一样。

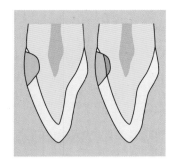

V类洞

V类洞修复中复合树脂的应用

　　楔状缺损或者根面龋损的复合树脂充填修复，算是入门级的应用场景了。充填操作本身比较简单，但若想追求良好的长期预后，需充分调整充填修复所需的环境。

　　在剩余牙体组织着色明显的病例中，为了减少着色部分的影响并提高明度，应该使用OA2色等遮色性强的流动树脂来衬洞。这可以让充填物的色彩更加逼真。只需多付出一点点，就可以让修复操作更高效，效果也更确切。在牙颈部充填修复时，谨记"欲速则不达"。

> ## 本章节的重点
>
> 1. 暴露龈壁的重要性
> 2. 粘接系统和树脂的选择
> 3. 高效的抛光法
> 4. 龈缘下龋损充填修复的注意事项

病例1　楔状缺损的标准充填修复

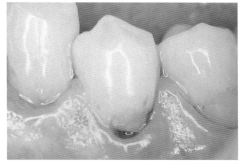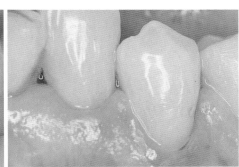

病例1　楔状缺损的标准充填修复流程。

病例2　龈下根面龋的治疗

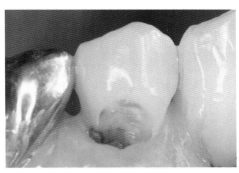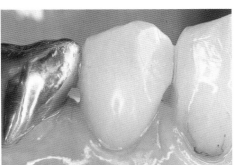

病例2　龈缘下根面龋充填前的准备工作，包含牙龈切除等。

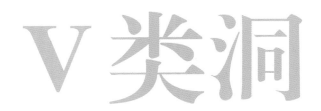

暴露龈壁的重要性

　　牙颈部缺损的充填操作，堪称是和龈沟液及血液之间的"抢时战"。当唾液和血液这些妨碍粘接的液体涌现，绝对不能视而不见。为此，排龈等操作中要小心谨慎，避免损伤软组织导致出血。大部分阻碍粘接的因素是无法用肉眼观察到的，所以防患于未然意义重大。

　　为了获取更好的视野，备洞之前，需先在龈沟内置排龈线，以暴露术区。这样也可以避免血液和渗出液污染窝洞内面。

　　接下来是备洞，此时需要注意的是，依照釉牙本质界处龋损范围的大小来设定窝洞外形。在牙颈部，难以获得明确的视野，此处操作更应谨慎。

　　小心使用牙体切削器械。常用的高速转动的牙体切削车针，可能会把本可再矿化的龋损牙本质内层也都去除了。应该使用工作刃锋利的挖匙（M.M Excavator，Sundental），精确手工去除龋损牙本质的外层。

病例1　楔状缺损的标准充填修复

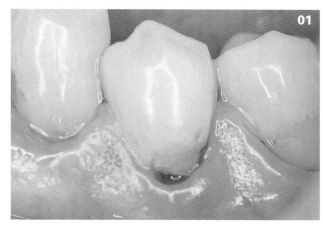

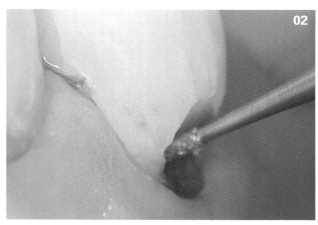

01　龈壁位于龈下，可见龈缘水肿。

02　排龈后，扩大洞形。

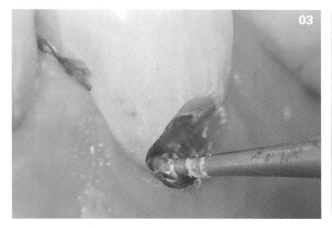

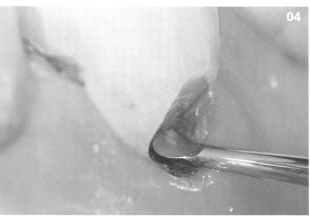

03　使用低速球钻去除软化牙本质。

04　靠近软组织的区域用工作刃锋利的挖匙去腐，避免损伤牙龈。

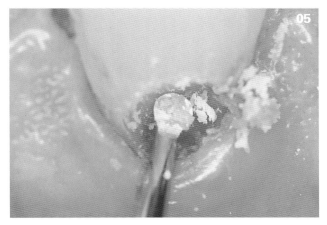

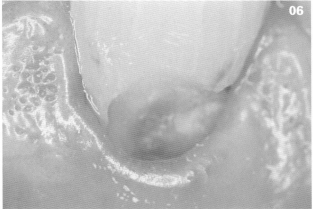

05　锋利的挖匙可以确保彻底去除感染牙体组织。

06　在釉牙本质界龋延伸处，务必多留心，不要残余腐质。

（后续见第67页）

粘接系统和树脂的选择

牙颈部充填修复时，需面对龈沟液渗出和唾液污染等多种粘接阻碍因素。另外，考虑到窝洞结构中牙本质的占比较高，应该选择一步法的粘接系统。虽然临床步骤上会比两步法或三步法的粘接系统要简单，但一样有值得关注的细节。

牙颈部充填修复中，常用流动树脂。不同产品的流动性有所不同，机械性能也有明显差异。流动树脂的选择标准应该包括流动程度、可操作性、与牙面的贴合性、色彩配合程度以及抛光性等方面。

在较浅窝洞中，应该选择流动性低、与牙体组织贴合性好、容易跟着探针延伸调整到细微之处的树脂，这样充填操作更高效。在较深窝洞中，应该先用流动树脂衬底，上方再分层充填膏体树脂。充填膏体树脂的时候既可以选择合适的充填器，也可以用笔刷提升边缘密合性。熟练使用各种器械，充填修复如运诸掌。

参考病例：流动树脂充填法

a 排龈和粘接操作后，缓慢地注入流动树脂，让树脂与窝洞内壁尽可能贴合。
b 流动性较低的流动树脂比较容易操作。

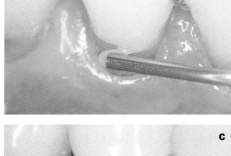
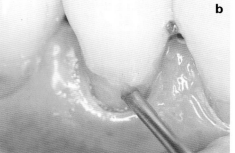
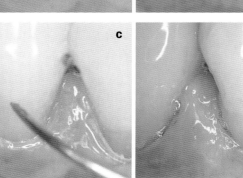

c 用探针状的器械精修细节。
d 尤其注意不要在龈方过度充填。

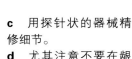
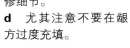

病例1　楔状缺损的标准充填修复（续）

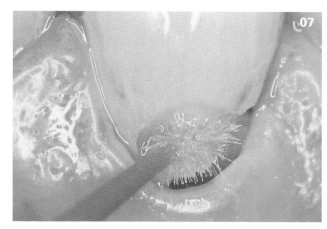

07　粘接操作时，注意不要让粘接剂触碰到牙龈。

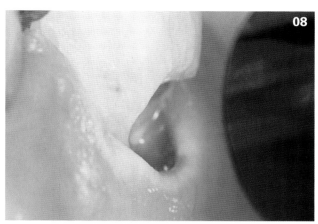

08　按照说明书指示充分吹匀后光固化，确保粘接剂固化。

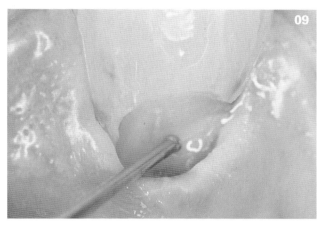

09　用流动树脂衬底窝洞后，用探针状器械（MM Stain applicator，Sundental）把流动树脂引满整个窝洞底面。

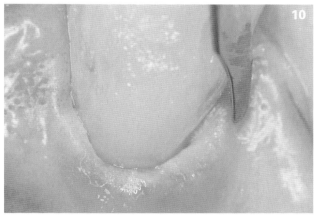

10　之后充填膏体树脂，在充填邻面尤其是远中面时要特别小心。

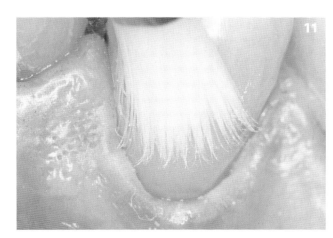

11　用平头笔刷过渡树脂与牙体组织。

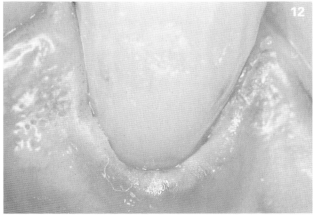

12　树脂充填术全程，应关注软组织。

（后续见第69页）

高效的抛光法

　　口腔内的复合树脂充填物，该与周围牙体组织相互协调。形态修整和抛光操作很重要。

　　如何使抛光操作更加高效：

　　1. 使用抛光性好的复合树脂；

　　2. 用笔刷雕塑形态；

　　3. 用钨钢车针修整形态；

　　4. 选择适当的二氧化硅抛光车针；等等。

　　复合树脂是由较硬的填料以及较软的树脂基质混合而成。现在市面上的复合树脂产品大多含有重量比60%～80%的填料。同时抛光填料和获得平坦表面，是抛光的首要目标。达成目标的其中一个方法是用钨钢车针切削坚硬的填料，创造高度一致的表面。白色砂石车针（White Point）中的抛光粒子和填料之间容易发生冲突，某些产品甚至会击落填料，无法获得理想的抛光效果。建议还是用钨钢车针先调整树脂表面的粗糙度，再用含有金刚砂颗粒的复合树脂专用二氧化硅车针来抛光。

病例1 楔状缺损的标准充填修复（续）

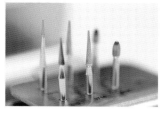

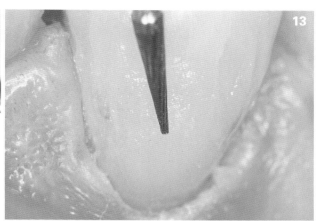

13 牙颈部形态修整时，适合使用图中的钨钢车针（Composite Finish，Kerr），尤其要注意牙体组织与树脂之间过渡的部分。

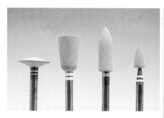

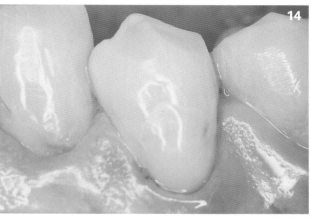

14 含有金刚砂颗粒的复合树脂专用二氧化硅车针（Compo Master，松风）进行抛光。

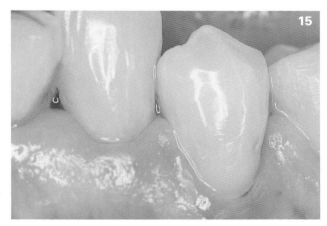

15 由于患者是老年人，充填树脂时需考虑清洁便利性。

龈下龋损充填修复要点

　　牙颈部疾病中最困难的病例莫过于龈缘下龋损。这类病例常常需要先行牙龈切除术，待愈合之后，才能开始充填治疗。

　　即使现在的粘接系统已经非常先进，但水分或者血液仍是大敌。牙体粘接的临床技术，必须在周围环境准备完善的前提下，才能充分发挥其效果，并获得良好的预后。

　　固然，复合树脂充填的目的是修复缺损的牙体组织。但在牙颈部，谨慎得宜的充填操作，反过来可以对周围软组织产生巨大的正面影响，甚至可以控制炎症。复合树脂充填前，对周围软组织给予充分考量，才会有意想不到的附加效果。

病例2 龈下根面龋的治疗

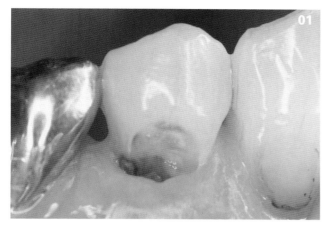

01 治疗波及龈下龋损时，必须切除牙龈组织。

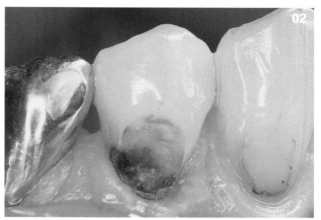

02 等待牙龈愈合之后，才开始充填。

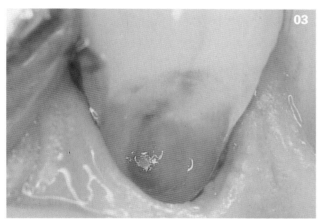

03 排龈是为了防止龈沟渗出液污染，并暴露窝洞边缘。

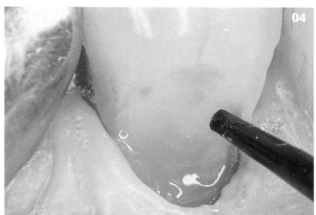

04 窝洞底部牙本质颜色较深，先用AO2色等遮色树脂遮色。

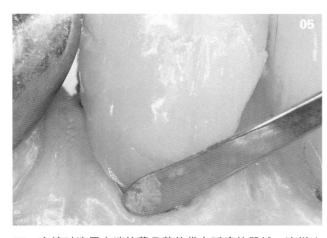

05 充填时选用尖端较薄且整体带有弧度的器械，这样比较容易塑形。

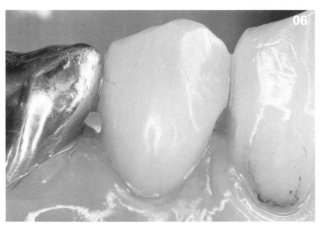

06 充填修复促进周围牙龈恢复健康。

前牙复杂病例使用复合树脂修复的可能性

　　随着粘接技术的进步，复合树脂充填修复应用范围在扩大。牙体粘接技术，配合美学性能优异的复合树脂，再加上技术高超的术者，让从前只能间接修复的病例，现在能够在椅旁就完成，并且效果能让医患双方都很满意。相信复合树脂充填的技术革新永不止步。

　　当然，复合树脂充填修复可不是魔法，它是严谨的临床术式，有着不可违反的原则。术者应当有能力选择合适的修复材料，并正确使用。

　　临床要兼顾的事项很多，例如充填修复的时机、牙面预处理和膏体树脂的使用等。首先要掌握基本术式，它们经研究证实、获得广泛认可，值得多加练习。然后，能举一反三时，再考虑个性化术式。在复合树脂充填修复中，如何在该材料的极限之内，激发其最高性能（Best Tunning），是术者要钻研不怠的首要议题。

本章节的重点

1. 在变色死髓牙上的应用
2. 在形态异常牙齿上的应用
3. 树脂粘接固定桥的应用

▌病例1　恢复变色前牙的对称性

通过病例1解说内漂白之后复合树脂充填修复的要点。

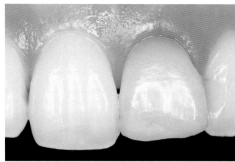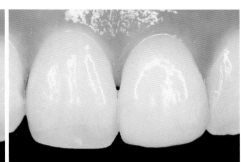

▌病例2　恢复过小牙（侧切牙）的外形

病例2是使用复合树脂充填修整形态异常牙齿的病例。

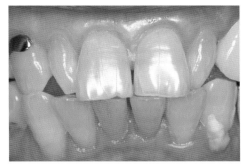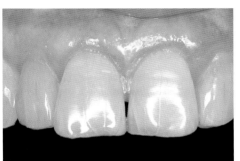

▌病例3　树脂堆塑单牙固定桥的应用

通过病例3解说实现最少牙体预备量，复合树脂单牙修复的应用方法。

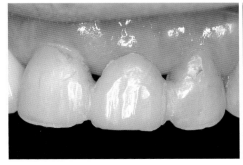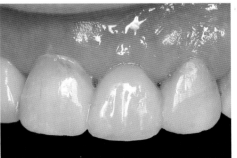

前牙复杂病例

在变色死髓牙上的应用

内漂白是改善死髓牙变色的首选方法。反复做2~3次后,大部分病例的变色外观都有明显改善。

牙齿漂白后行粘接修复时,需先考虑残余漂白剂,或漂白时氧化物残留在牙本质中带来的影响。经历过内漂白,需行牙本质粘接时,应在漂白结束2周后再行复合树脂粘接修复。

牙本质是一种具有小管结构、富含水和胶原纤维等有机物的粘接表面。且不说牙本质粘接效果比牙釉质差,漂白处理后,过氧化氢分解产生的氧化物会较长时间残留在牙本质内,抑制树脂聚合反应。因此,漂白后需要等一段时间,待其影响逐渐消失再粘接。

根管内牙本质粘接前,也需要除净根管充填物。甲醛或者次氯酸钠等也会阻碍复合树脂的聚合,成为降低粘接效果的因素。不仅如此,作为根管化学预备所使用的氢氧化钙糊剂也必须彻底去除。使用自酸蚀系统时,由于氢氧化钙糊剂的pH高,会大幅削弱酸蚀效果,无法获得理想的粘接效果。在充填修复操作前,应充分认知根管内粘接与冠部牙本质粘接之间的差异。

病例1　恢复变色前牙的对称性

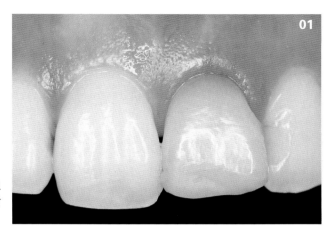

01　与邻牙相比，唇面明显倾斜，远中面形态也缺乏对称性。

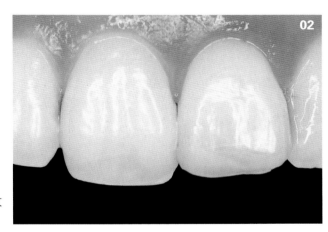

02　2次内漂白后，颜色改善非常明显。

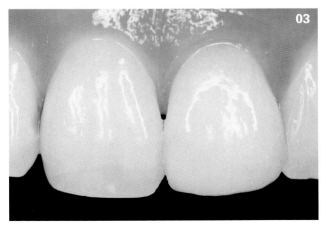

03　2周之后行切端的复合树脂充填修复，同时修整远中面形态。

在形态异常牙齿上的应用

除了牙列不齐，牙齿形态异常也让很多患者介意。**病例2**是一位60多岁的女性患者，由于侧切牙的形态不良，表情显得紧张严肃。

患者一方面考虑到自己的年龄，想得过且过；但是另一方面，又不可避免时时惦念起"如果有什么方法可以改变就好了"。可是患者对于磨除牙齿组织多少有些抵触，长期都在纠结与观望。如果使用粘接技术，最少切削牙体的前提下成就最大美学效果是完全可能的——如此说明后，患者决定接受治疗。

将侧切牙唇面以及远中面的最表层牙釉质磨除一层后，从牙釉质酸蚀开始粘接处理。之后根据两侧邻牙形态和整体牙列形态，决定患牙的牙冠修复目标。在修整左右侧切牙形态后，仅仅调整了中切牙的切缘形态，外表的改变翻天覆地。

之前还对自己的口腔问题抱着自暴自弃态度的患者，在之后的牙齿治疗上都变得配合度非常高。

■ 病例2 恢复过小牙（侧切牙）的外形

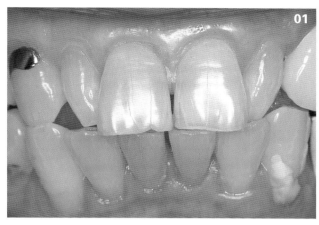

01 主诉对圆锥形的牙齿外形不满意。

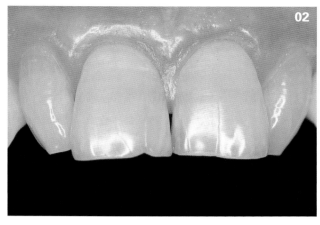

02 虽然是60多岁的女性，也希望让牙齿变得更加美观。

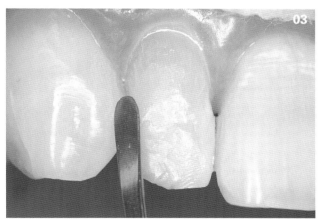

03 用类似直接法贴面修复的手法，赋予牙齿形态。

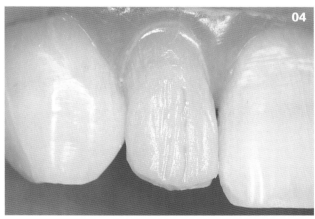

04 用染色法制作细小纹理（Hair Line），模仿牙面裂纹，赋予个性化特征。

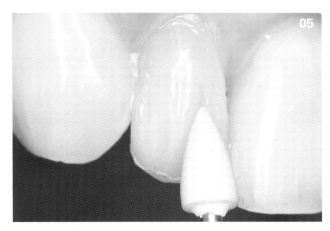

05 一步步抛光。

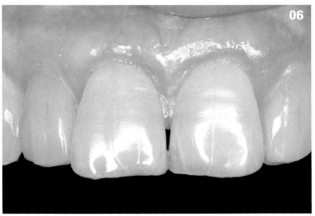

06 再稍稍修整切端形态，一眼望去，改观明显，令人愉悦。

树脂堆塑单牙固定桥的应用

随着复合树脂充填修复的应用范围不断扩大，也让树脂堆塑单牙固定桥成为可能。尤其在单颗前牙缺失区，牙体预备量可谓极少，且因为粘接面是牙釉质，粘接效果可靠。

在硅橡胶导板的引导下，缺牙区牙齿外形的恢复变得简单，所以能够短时间内完成树脂充填塑形，同时明度也很容易控制。需要注意的是，务必仔细检查咬合关系，个人认为，只要能够通过咬合这一关，复合树脂的应用范围还将继续开疆拓土。

这里展示的**病例3**已有术后3年以上的观察。只要施用正确的粘接技术，并对复合树脂特性有深入的理解，那么还会有新的相关技术问世。为此，临床经验和研究成果也必须相辅相成，相互融合。

术者自身的临床技术以及"激发材料的优势"的临床造诣，是获得优秀疗效的要因。

病例3 树脂堆塑单牙固定桥的应用

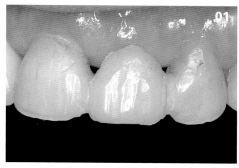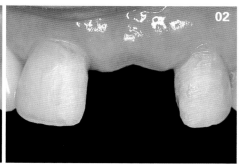

01 术前状态，经过调改的人工牙硅烷化处理之后，用PMMA树脂粘接在邻牙上，作为临时修复体。

02 除去所有树脂，并削除一层表层牙釉质。

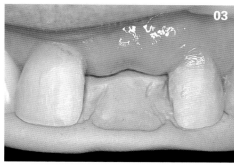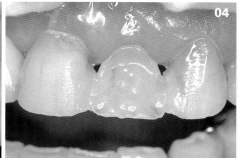

03 试戴提前制作好的硅橡胶导板。

04 由于有腭侧树脂壁，明度很容易控制，牙齿的形态也非常明确。

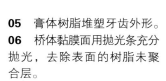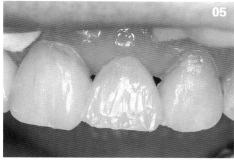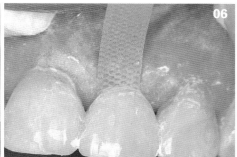

05 膏体树脂堆塑牙齿外形。

06 桥体黏膜面用抛光条充分抛光，去除表面的树脂未聚合层。

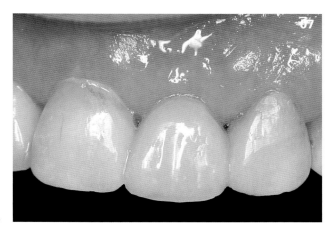

07 咬合调整后行最终抛光。

总结

何其有幸，今时今日现代牙科有了复合树脂，可以满足患者多样化的需求。

的确，是否切削牙体组织与牙齿寿命有关，这是牙科医生拥抱复合树脂的原因。而站在患者的角度，他们惧怕的是涡轮手机高速切削牙体时刺耳的声音。若能将之降到最小，同时还能达到最好的美观效果，又或只是满足了他们自己所期望的"漂亮"，那么患者就会非常满足，也会对该治疗方法，以及推崇该治疗法的牙科医生接受度升高。

满足患者需求（Needs）和愿望（Wants）是医疗的基本要求，我深深认可。然而，认知什么才是患者真正的需求和愿望，是对我们牙科医生提出的更高要求。

参考文献

[1] Dietschi D. Layering concepts in anterior composite restorations. J Adhes Dent 2001; 3: 71-80.

[2] Truffier-Boutry D, Place E, Devaux J, Leloup G. Interfacial layer characterization in dental composite. J Oral Rehabil 2003; 30: 74-77.

[3] Terry DA. Dimensions of color: creating high-diffusion layers with composite resin. Compend Contin Educ Dent 2003; 24: 3-13.

[4] Vargas M. Conservative aesthetic enhancement of the anterior dentition using a predictable direct resin protocol. Pract Proced Aesthet Dent 2006; 18: 501-507.

[5] Fahl N Jr. A polychromatic composite layering approach for solving a complex Class IV/direct veneer-diastema combination: part 1. Pract Proced Aesthet Dent 2006; 18: 641-645.

[6] Malterud MI. Minimally invasive restorative dentistry: a biomimetic approach. Pract Proced Aesthet Dent 2006; 18: 409-414.

[7] Vichi A, Fraioli A, Davidson CL, Ferrari M. Influence of thickness on color in multi-layering technique. Dent Mater 2007; 23: 1584-1589.

[8] Magne P, So WS. Optical integration of incisoproximal restorations using the natural layering concept. Quintessence Int 2008; 39: 633-643.

[9] Terry DA, Leinfelder KF, Blatz MB. Achieving excellence using an advanced biomaterial: part 1. Dent Today 2009; 28: 49-50, 52-55.

第二部分
提升临床复合树脂修复效果的科学依据

Science of Enamel Bonding

何谓粘接

粘接是指两个物体之间无限接近时产生的现象。然而，即使肉眼看起来光滑的平面，其表面也有微小的凹凸，粘接体之间无法获得完全的紧密贴合。因此，粘接材料应运而生，它能填充这些间隙，使粘接面之间可以形成紧密贴合。

构成物质的分子之间存在几种不同类型的粘接力，它们受到这些力的约束。分子间作用力包括库仑力（静电力）、氢键键能和范德华力等。特别是库仑力和范德华力，它们会随着距离缩小而迅速增大。另外，当分子极度相近时，排斥力反而迅速增大，产生反弹力。这种吸引力和排斥力的相互作用与平衡，产生了分子间力的最大值，这就是理论上的粘接现象。

为了有效地产生粘接现象，需要满足一些条件。为使粘接表面润湿，粘接材料必须为液体，同时为让其充分扩散，要求具备高亲水性。液体有表面张力，它试图使液体表面积尽量缩小。表面张力越小，就越容易在固体表面扩散。相反，固体的表面张力必须始终小于液体的表面张力。最后，粘接材料固化，粘接层具有足够的强度以承受实际需求，这就是所谓的粘接系统（**图2-1-1**）。

在临床中活用的小提示

形成粘接力需满足以下5个条件：
①预处理粘接表面；
②提高亲水性；
③形成机械结合；
④形成化学结合；
⑤充分渗透和固化粘接材料。

图2-1-1 粘接界面的模式图

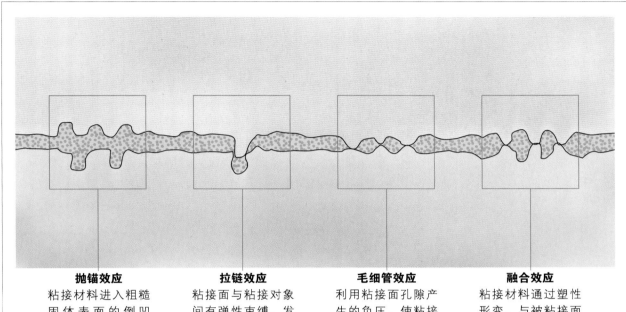

抛锚效应
粘接材料进入粗糙固体表面的倒凹中，固化后产生的效果。粘接材料的强度与粘接性密切相关

拉链效应
粘接面与粘接对象间有弹性束缚，发挥出粘接效果

毛细管效应
利用粘接面孔隙产生的负压，使粘接材料渗透到孔隙中

融合效应
粘接材料通过塑性形变，与被粘接面相互适应，随后通过固化来实现粘接

Science of Enamel Bonding

牙釉质是否适合作为粘接面？

　　牙釉质中97%的主要成分是羟基磷灰石的磷酸钙晶体，是人体中最硬的组织。虽然牙釉质是一个由无机物组成、结构规律的结构体，但在口内，其表面被获得性膜和牙菌斑覆盖，粘接的化学反应性极低。为了使材料与牙釉质直接接触，需要去除这些有机质层。此外，即使用牙刷和抛光材料机械清洁后，牙釉质表面仍存在微小的孔洞，完全去除这些有机质是不可能的（**图 2-1-2**）。未经牙体预备的牙釉质，其表面特有的性状，让粘接变得困难。

　　为活化具有化学惰性的牙釉质表面，于1955年有学者提出磷酸酸蚀技术。它敲开了牙釉质粘接的大门。当时，口内使用高浓度磷酸存在讨论，人们呼吁谨慎使用，而今已然跃升成为牙釉质粘接牙面处理流程中的主角（**图 2-1-3**）。

用科学支持临床

　　为了提高粘接效果，改变固体表面性状，增强亲水性为首要。控制亲水性的表面自由能，可理解为固体表面分子间的牵引力，以产生尽量缩小物体表面积的作用。要增强对粘接起重要作用的亲水性，需要增大固体的表面自由能，减小液体的表面自由能，或减小固-液界面的自由能。虽然增大液体的表面自由能，使之对固体表面失去亲水性的方法也可产生粘接现象，但其实际产生的粘接力明显减小。所以，为了增大固体表面的自由能，需要预处理粘接面，从而获得良好的粘接效果。

▌ 图2-1-2　牙釉质表面的扫描电子显微镜图像

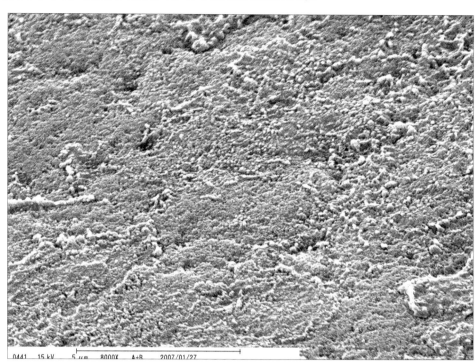

在电镜下观察，牙釉质表面并不光滑，可见牙菌斑和获得性膜等附着物，以及牙釉质形成时的生长线等。

× 8000

▌ 图2-1-3　磷酸酸蚀

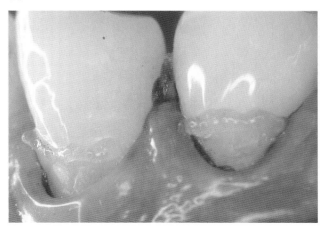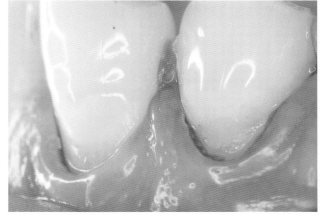

未预备牙釉质作为粘接面时，需要选择性酸蚀。冲洗干燥后表面呈磨砂玻璃样，为磷酸酸蚀后的牙釉质改变。

牙釉质粘接前酸蚀的理由

牙釉质酸蚀所产生的效果包括：

①清洁作用；

②极化作用；

③提高亲水性；

④粗糙化作用；

⑤增加粘接面积。

酸蚀可以去除表层深约10μm的污染部分，露出极化后的牙釉质表面。此外，酸蚀后的表面亲水性提高，粘接材料更容易扩散，形成的微小凹凸让粘接材料得以充分浸透，与固化后的粘接剂树脂突起之间形成机械嵌合（**图2-1-4**）。

牙釉质表面酸蚀后之所以能产生凹凸结构，是因为釉柱和釉柱间质对酸的敏感性不同。这种微小凹凸结构称为特征性酸蚀结构（蜂窝状结构）。应用不同种类的酸，可形成不同的结构形态或粗糙度。

自酸蚀系统中，具有酸性的功能性单体使牙体组织脱矿，同时树脂单体成分浸透并固化，与牙体组织之间形成纳米级相互作用。与pH接近0的磷酸相比，自酸蚀系统的pH为1.5～2.5。因此，自酸蚀系统与磷酸相比，牙釉质的抛锚效应更差，形成的树脂突起也更浅（**图2-1-5**）。然而，在这个系统中，功能性单体与牙体组织之间的化学粘接要比机械嵌合力更重要，从这个角度来看，自酸蚀系统处理的牙釉质表面的粗糙度和粘接强度之间的关联性较低。

在临床中活用的小提示

牙釉质的磷酸酸蚀，是获得粘接力的最强方法。然而在磷酸处理之外，功能性单体带来的化学粘接也不可或缺。我们需要充分认识到，特别是对于粘接持久性来说，功能性单体的性能比酸蚀处理更为关键。

▌ 图2-1-4　牙釉质酸蚀形成的粘接结构

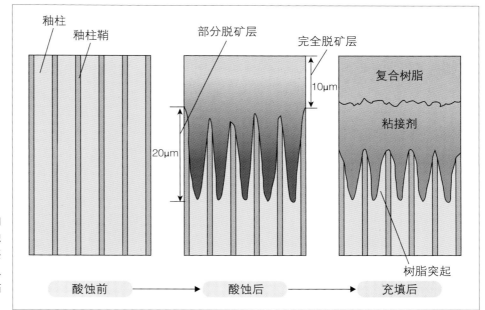

由于构成牙釉质的釉柱和釉柱鞘对酸敏感性不同，酸蚀后会形成特异性结构。粘接剂浸透这些区域并固化，从而产生抛锚效应，对提高粘接性能起重要作用。

▌ 图2-1-5　牙釉质酸蚀结构（Etching Pattern）的差异

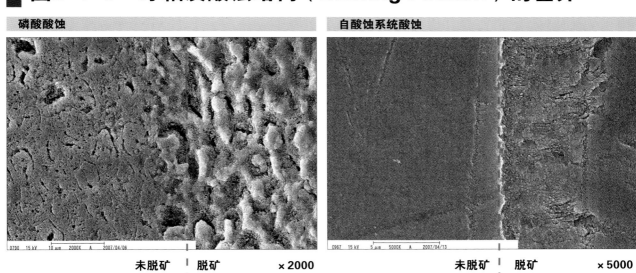

即使磷酸处理后，常常也难以获得清晰的酸蚀结构。因此，对于自酸蚀系统来说，获得化学粘接非常重要。

影响酸蚀效果的因素

牙釉质脱矿程度受以下因素影响：

① 有无预备；

② 深度；

③ 部位；

④ 年龄；

⑤ 牙位。

未预备的牙釉质表层，即使使用磷酸也难以产生清晰的酸蚀结构。这种情况常见于牙颈部附近的牙釉质，比起机械嵌合力我们更应期待功能性单体的化学粘接。

使用不同的切削器械预备后的牙釉质表面，酸蚀结构也有所差异。金刚砂车针或者超声器械预备后的牙釉质表面覆盖着较厚的切削碎片，而使用Er：YAG激光预备后的牙釉质因羟基磷灰石晶体间结合的水分发生爆裂，呈现为牙釉质晶体被剥脱般的表面。这些预备面特征会影响磷酸形成的酸蚀结构。此外，牙釉质酸蚀效果还受到酸的种类、浓度以及作用时间的影响（**图2-1-6**）。

在临床中活用的小提示

磷酸酸蚀可谓获得牙釉质粘接的金标准，但仍需注意酸蚀时间以及酸蚀时的牙面状态（湿度、预备与否、部位）等因素。酸蚀效果并非在所有牙面上都一致，应该认识到影响因素的存在，并做出相应的调整。

■ 图2-1-6　不同酸蚀时间产生不同的酸蚀结构

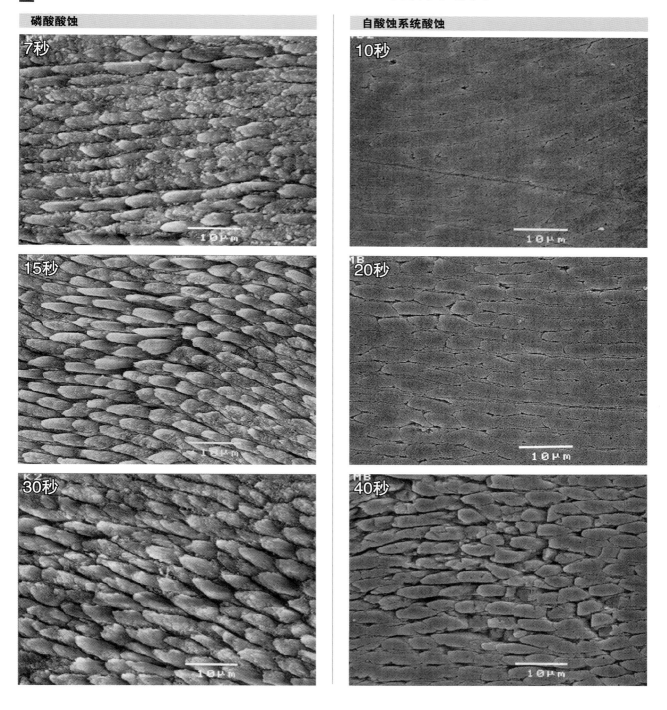

牙釉质磷酸酸蚀的时间通常以15秒为基准。要注意，并非延长酸蚀时间就可以提高酸蚀效果。另外，不同的自酸蚀产品具有不同的功能性单体种类，也有不同的酸蚀时间。长时间地涂布会增加表面粗糙度，但粘接强度无明显差异。

Science of
Enamel Bonding

自酸蚀系统合并磷酸酸蚀的效果

通常认为，自酸蚀系统的牙釉质粘接性，低于使用磷酸酸蚀的效果。考虑到多数情况下充填树脂的窝洞周围存在牙釉质，该部分的粘接失效可能会导致微渗漏。因此，为了获得可靠的抛锚效应，临床上常常在涂布自酸蚀底漆或自酸蚀粘接剂之前，会对牙釉质行选择性酸蚀。

牙釉质表面磷酸酸蚀，充分水洗干燥并使用自酸蚀系统后，大部分产品的粘接强度都会提高（**图2-1-7**）。当然也有部分产品，磷酸酸蚀与否，粘接强度并没有显著差异，尤其是一步法自酸蚀系统。这类粘接系统通过仅涂布一次粘接剂实现酸蚀、底漆和粘接过程，其特点是成分包含水、乙醇或丙酮等。尽管在光固化之前需要充分吹干，但固化后材料的机械强度容易变低，某些产品的树脂成分侵入微小凹凸所产生的机械性嵌合力不负众望（**图2-1-8**）。

需要注意的是，牙本质不该用磷酸酸蚀。牙本质表面经磷酸酸蚀、冲洗、吹干，再使用自酸蚀系统，将是背道而驰，粘接强度不会升高，反而会降低。这是因为磷酸处理后暴露的胶原纤维，在冲洗和吹干后发生收缩，阻碍了底漆或粘接剂的浸透。因此，若使用自酸蚀系统，磷酸酸蚀仅限制在牙釉质上。

在临床中活用的小提示

粘接系统发展可谓日新月异。然而，无论是哪种产品，它们都尚未达到完美的境地，粘接性能受制于临床使用条件。所以使用前，该当了解所用系统的优点和缺点。

图2-1-7 自酸蚀系统合并磷酸酸蚀对牙釉质粘接界面的影响

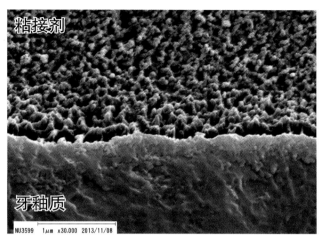

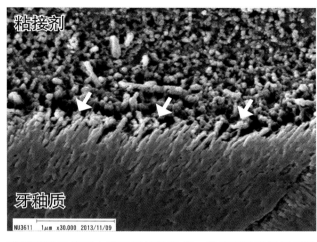

仅使用自酸蚀系统的粘接。与合并磷酸酸蚀相比，牙釉质表层的脱矿程度较低，但粘接剂已经渗透并形成了没有间隙的粘接界面。

磷酸酸蚀后使用自酸蚀系统的粘接。粘接剂已渗透到牙釉质突起中（箭头所指）。由于粘接面积的增加，粘接强度也变得更高。

图2-1-8 一步法自酸蚀系统的发展

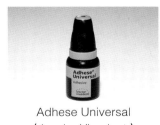

Adhese Universal
（Ivoclar Vivadent）

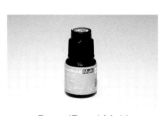

BeautiBond Multi
（松风）

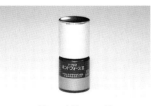

Bond Force II
（Tokuyama Dental）

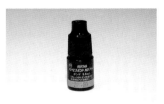

Clearfil Tri-S Bond ND Quick
（Kuraray Noritake Dental）

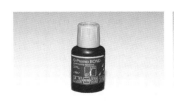

G-Premio Bond
（GC）

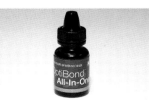

OptiBond All-In-One
（Kerr）

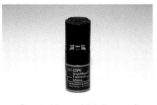

Scotchbond Universal
（3M ESPE）

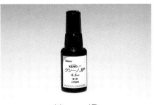

Xeno JP
（登士柏三金）

一步法自酸蚀系统推陈出新，改变组分，要么提升牙釉质粘接力，要么提升牙本质粘接力。今后将会有通用的一步法自酸蚀粘接剂新品研发上市。虽然它们粘接机制相似，但细节存在差异。

Science of
Enamel Bonding

牙釉质粘接的科学依据

涂布酸蚀剂的技术

自酸蚀系统合并磷酸酸蚀时，磷酸仅涂布牙釉质上。接下来展开讨论临床技术。

酸蚀剂通常包含增稠剂，方便我们涂布在指定区域，避免流到其他地方。大多数增稠剂含细小二氧化硅粉末，其不同形状和含量使得不同产品的黏度各异。为了将酸蚀剂局限于牙釉质上，需要使用注射器型的产品（**图2-1-9**）。通过安装在尖端的极细注射尖，缓慢瞄准牙釉质涂布酸蚀剂。

粘接，是两个粘接体在分子层面上无限接近所产生的现象。经磷酸酸蚀后的牙釉质表面，须谨防污染。例如，在使用三用枪吹气时，压缩空气中不得混有油分。当然，也需要考虑口腔环境中阻碍粘接的因素，如血液、龈沟液、唾液或呼气水分等。

磷酸酸蚀是一种牙面处理方法。想要粘接修复成功，技术上要精益求精。

在临床中活用的小提示

磷酸酸蚀可去除粘接面表层5~10μm深的部分，具有极强的清洁效果。若将此效果扩大到牙本质上时，必须注意牙本质的性质会发生变化。牙釉质酸蚀后留下的粘接表面仍是以羟基磷灰石为主，而磷酸酸蚀牙本质后羟基磷灰石因脱矿丢失，只留下胶原纤维和维持其结构的水分。未经思考地使用磷酸酸蚀技术，会南辕北辙，损害粘接效果。

图2-1-9 牙釉质的选择性酸蚀

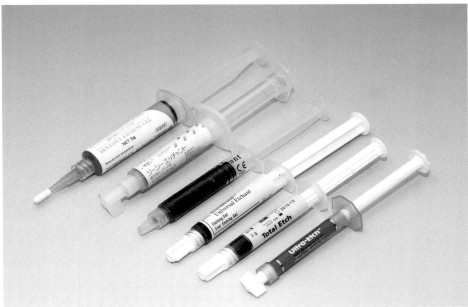

从左到右分别是：
Etching Gel（登士柏三金）。
Etchant（GC）。
Gel Etchant（Kerr）。
Scotchbond Etchant（3M
ESPE）。
Total Etch（Ivoclar Vivadent）。
Ultraetch（Ultradent）。

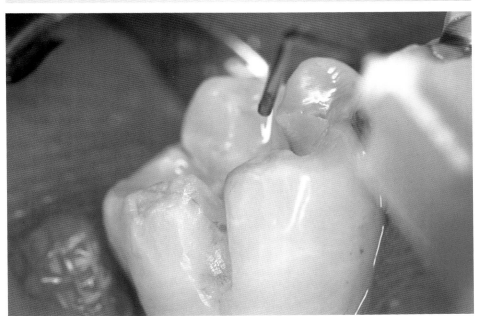

使用注射器型的磷酸酸蚀剂，
选择性酸蚀牙釉质。

Science of Enamel Bonding

牙釉质粘接的科学依据

牙釉质的粘接持久性

口内充填修复体的寿命，取决于牙体组织的粘接效果。尤其是牙釉质粘接，大家的兴趣点在于，牙面处理方法或预处理材料，究竟与粘接持久性之间有何关联。

磷酸酸蚀是牙釉质粘接的金标准，其地位坚不可摧。而自酸蚀系统，虽然有化学粘接的优势，但在牙釉质上的粘接效果让人踌躇，尤其在欧美地区。

再着眼体外实验室数据。在模拟口内热负荷的热循环试验（Thermal Cycle Test）中，一步法粘接系统的牙釉质粘接效果，并无下降。其关键原因在于粘接剂含有的功能性单体，它的存在与否可影响粘接持久性（**图2-1-10**）。在临床试验中，未出现如充填体脱落等严重事件。这些系统投入使用不久，确实存在临床未知数，但我们期待今后能积累更多的疗效证据（**图2-1-11**）。

在临床中活用的小提示

对于任何类型的牙科材料，信任感来源于是多年观察的稳定临床效果。在复合树脂充填修复中，当然不能出现充填体脱落这样的临床事故。对于牙釉质和牙本质而言，自从出现了可以获得超过10MPa粘接强度的粘接系统后，只要遵循临床术式，脱落现象鲜有发生。牙釉质粘接机制中，除了机械嵌合，化学粘接也愈发受到重视。它为稳定粘接效果做出了巨大贡献。

◾ 图2-1-10 热循环试验对粘接强度的影响

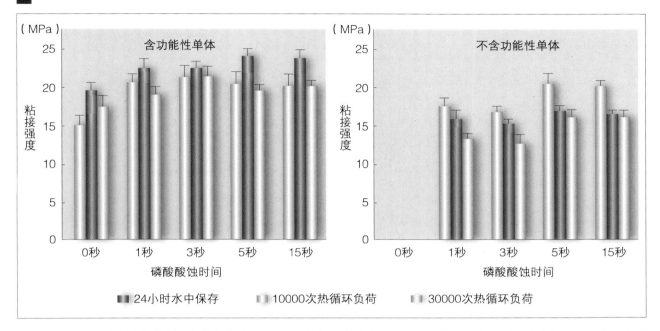

大多数含功能性单体的粘接剂，在热负荷（5℃和55℃的循环刺激）下，牙釉质粘接强度几乎没有降低。反之若不含功能性单体，则粘接强度较低，粘接持久性更差。这得益于功能性单体产生的化学粘接效果。

◾ 图2-1-11 一步法粘接系统的临床应用病例

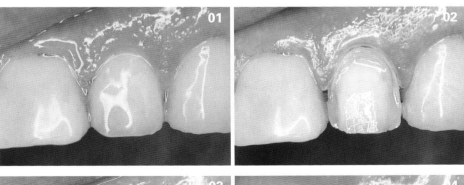

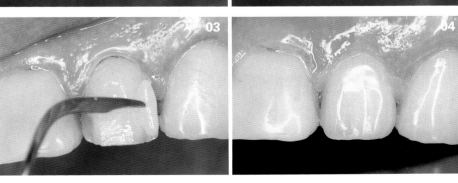

患者希望改善牙釉质颜色而就诊（01）。行复合树脂直接修复，先磨除一层唇侧牙釉质（02）。虽然粘接表面是牙釉质，但为了获得较薄的粘接层，选择了一步法粘接系统。牙釉质的粘接持久性已在体外实验中得到证实，临床试验上也未见严重事件（03，04）。

牙本质粘接与玷污层处理的关系

通常在牙体预备时会使用旋转式切削器械。其间，表面受到切削器械类型、旋转速度、切削时压力等因素的影响，被覆切削碎屑。这就是所谓的玷污层，由牙体中的羟基磷灰石、胶原蛋白以及存在于龋坏病灶中的细菌等组成（**图2-2-1**）。玷污层是一种静电吸附在牙体组织上的粘接阻碍层，同时也是细菌感染层，因此需要使用酸等溶剂将其溶解除去。

迄今为止，用于去除玷污层的处理剂包括：

- 枸橼酸
- EDTA
- 磷酸
- 马来酸
- 聚丙烯酸

等。近年来，还加入了以下成分：

- 自酸蚀底漆
- 自酸蚀粘接剂（一步法粘接系统）

在溶解和去除玷污层时，其下方的牙本质表层也会脱矿，粘接剂中的树脂单体会扩散并渗透到这部分。这样形成的树脂渗透层在牙本质粘接中起着重要作用。

去除玷污层后，涂抹在牙体组织表面的底漆（Primer）或粘接剂是牙本质粘接的重点。它能抑制牙本质中渗出的水分，使表面疏水化，或者调整亲-疏水性平衡，使含水的牙本质与疏水的树脂更易结合（**图2-2-2**）。目前市售的大多数粘接系统，都采用了后者的设计理念。将牙本质转化为牙釉质类似物，作为牙本质粘接机制是有道理的。究竟应该选择哪种粘接系统，需要考虑临床效果以及可操作性等，未来的研究也将围绕其性能优劣而展开。

▊ 图2-2-1 牙本质切削面的扫描电子显微镜图像

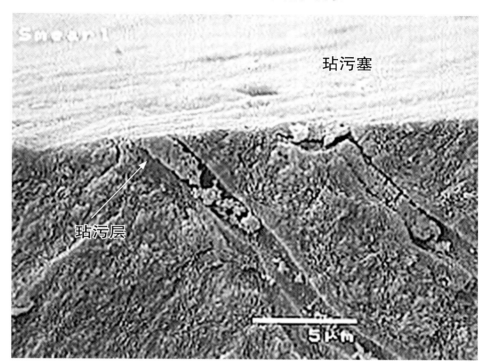

牙本质粘接时，需要考虑表面玷污层的存在、玷污塞（Smear Plug）、牙本质小管或牙髓来源的渗出水分等各种粘接阻碍因素。

▊ 图2-2-2 牙本质粘接时的注意事项

牙本质可与牙髓形成复合体。因此，如何处理这个具有生命力的组织是牙本质粘接的关键点。

- · 富含有机物和水的组织
- · 牙本质小管内存在组织液
- · 存在活体组织（牙髓－牙本质复合体）
- · 具有微管状结构
- · 存在粘接阻碍层，即玷污层
- · 玷污层去除后，水分透过性急剧增加

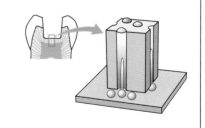

在临床中活用的小提示

与97%由无机物组成的牙釉质相比，牙本质是富含有机物（胶原）和水的结构。换言之，牙本质粘接的关键在于如何处理有机物和水。其中，去除玷污层将增加牙本质的水分透过性，它与各种粘接系统的粘接机制密切相关。尽管难以肉眼观察，但牙本质粘接实际上是与水分的斗争。

Science of
Dentin Bonding

粘接系统的进化

目前市售的粘接系统根据临床操作步骤数或粘接机制可分为：

· 酸蚀后，涂布底漆和粘接剂，谓之三步法系统

· 将临床操作简化为两步法的系统

最近集成牙面处理和粘接剂功能的一步法系统问世，并已投入临床应用。

无论哪种系统，都以牙体组织表面脱矿和增加亲水性为基础，通过树脂组分的渗透和随后的聚合固化来形成粘接体系。通过添加功能性单体达成化学粘接。比起以往单纯依赖机械嵌合的牙体组织粘接，有更好的持久性。最近，还研发上市了具有抗菌性或牙体组织再矿化等多种功能的粘接系统。

粘接系统推陈出新，不过是提升牙本质粘接效果的过程。曾经有人认为，如果通过牙釉质粘接获得窝洞边缘封闭，那么就不必期待牙本质粘接。然而，现有研究表明。占据窝洞大部分面积的牙本质粘接仍然是重要的一环。今后，包括牙本质在内的牙体粘接系统的功能提升之路将永不停歇（**图2-2-3，图2-2-4**）。

在临床中活用的小提示

正如功能性单体的开发促使粘接材料进化。粘接系统不断发展，以满足临床中各种需求。粘接系统进化速度非常快，以至于选择产品时会产生迷惑。从高质产品中选出最优品，是我们牙科医生的义务。而选择适合某病例的最优品，更责无旁贷。

图2-2-3　牙体组织粘接系统的发展

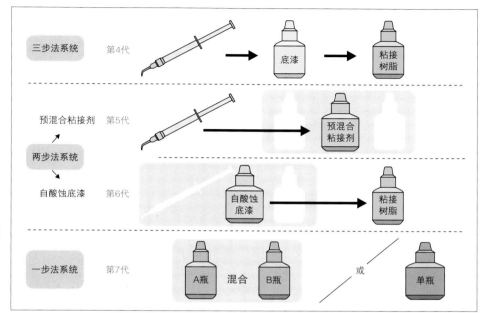

牙体组织粘接系统更新迭代之路，处处反映了人们对牙本质粘接的思考。从另一个角度来看，牙本质粘接的知识与见解日积月累，推动了粘接系统的进步。

图2-2-4　基于临床步骤数的牙体组织粘接系统分类

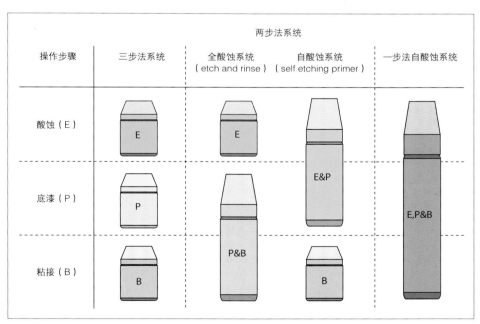

根据操作步骤数定义牙面粘接系统分类，更容易理解。通过此分类可以清晰知道，每个步骤在获得粘接时具备何种意义。

Science of
Dentin Bonding

获得化学粘接的重要性

理想的牙本质粘接应该是不使用会破坏牙本质结构的强酸，极力保留羟基磷灰石，还能使树脂成分渗透到最低限度的脱矿区域。在牙本质粘接界面上，需要与功能性单体产生化学结合，获得长期粘接的耐久性。

功能性单体与羟基磷灰石表面的钙元素发生化学结合。也就是说，功能性单体在使牙体组织脱矿的同时与其中的钙元素结合，从而扩散、渗透到牙本质表层。然后，功能性单体与羟基磷灰石发生化学反应，形成不溶性钙盐，并形成层状结构。如此过程溶解出的钙离子和磷酸离子沉淀，形成磷酸氢钙水合物，形成抗水解能力强的树脂渗透层，获得牙本质的持久粘接（**图 2-2-5**）。构成牙本质的有机物——胶原纤维和粘接剂中的2-羟甲基丙烯酸酯（HEMA）具有化学亲和性，让粘接更加强大。

在临床中活用的小提示

功能性单体是获得牙本质粘接的关键材料。它既能在水分存在的情况下发挥酸的作用，又能与牙本质产生化学相互作用。在临床上，为了使功能性单体充分渗透并发生化学反应，应该遵循厂商的指引，掌握涂布时间或涂布方法。

█ 图2-2-5　牙本质与粘接系统之间化学粘接反应示意图

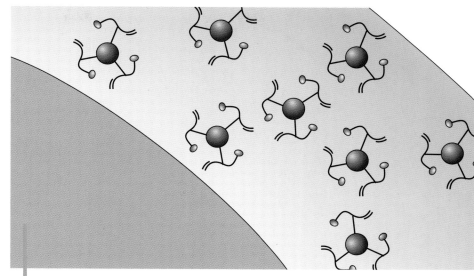

涂在牙本质表面的粘接剂在水分存在下发挥酸的作用，并渗透到牙本质中。

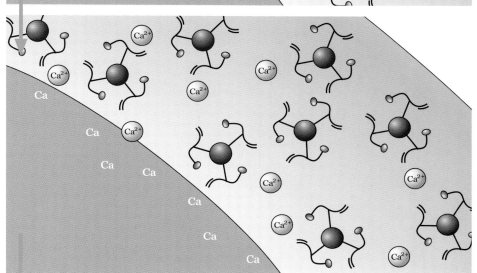

脱矿后的玷污层和牙本质中，钙离子扩散到粘接剂中并与功能性单体形成化学反应物。

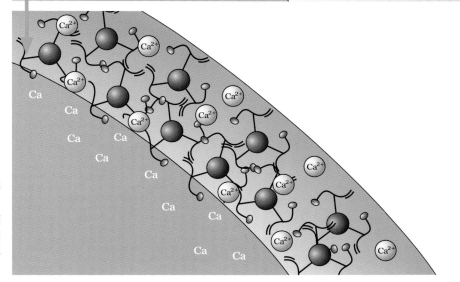

涂布粘接剂后充分气吹，挥发水分和有机溶剂。然后，通过光固化，形成强大的粘接层。牙本质的钙成分与功能性单体发生化学反应，形成持久性良好的粘接界面。

※以Bond Force（Tokuyama Dental）为例

全酸蚀（Etch and Rinse）系统

用磷酸同时处理作为粘接面的牙釉质和牙本质的全酸蚀法，引发了针对牙本质–牙髓复合体的生物学安全性的争论。但研究证实，在磷酸处理后涂布偶联剂，可让粘接剂渗透到牙本质中，形成树脂浸润层，这个研究结果让三步法粘接系统得到广泛应用。全酸蚀系统自20世纪80年代投入临床，尤其对牙釉质展现出稳定的粘接效果，虽操作步骤烦琐，仍在美国拥有较好的口碑。实际上在美国，临床医生对自酸蚀系统及全酸蚀系统均信赖有加。

磷酸酸蚀是公认最可靠且稳定的牙釉质粘接预处理法。酸蚀后粘接面形成凹凸不平的表面，粘接剂的树脂成分进入凹隙产生微小的嵌合力，展现高粘接强度。从临床角度来看，酸蚀、冲洗并吹干后的牙釉质，呈现磨砂玻璃般的白色。正是观察到这种酸蚀后特征，执着于旧派粘接理念的牙医，坚持认为磷酸酸蚀技术地位不容撼动。

另外，与牙釉质相比，由羟基磷灰石、有机物和水组成的牙本质，接受磷酸酸蚀后，会引起更急剧的变化。即表层约10μm厚度的羟基磷灰石被去除，胶原纤维暴露。复合树脂粘接时，为了替代暴露的胶原纤维间隙中的水分，树脂成分必须渗透其中。此外，粘接剂与胶原之间的化学性相互作用或化学反应，在树脂浸润层的形成中地位举足轻重。实验证实，粘接系统中HEMA与胶原之间可产生氢键结合，牙本质粘接中化学性相互作用的重要性广受认可。

从临床角度来看，磷酸酸蚀后暴露出的胶原纤维束如水中的海藻一般，靠纤维间的水分保持形态（**图2-2-6**）。若让牙本质表面干燥，支撑胶原纤维形态的水分被去除，胶原纤维收缩，粘接剂无法渗透其中。因此，有必要维持酸蚀后牙本质的湿润状态，这称为湿粘接技术。然而，保持什么程度的湿度为宜？仍然未有定论。正因如此，全酸蚀系统具有较高技术敏感性。

▌图2-2-6　磷酸酸蚀后的牙本质

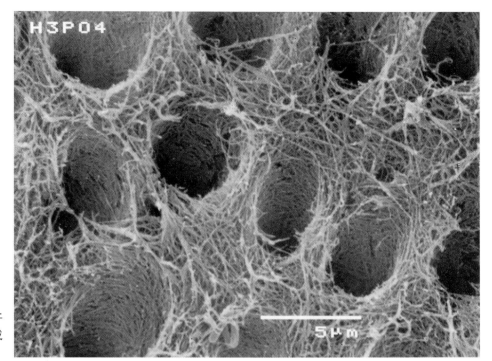

磷酸酸蚀牙本质后，胶原纤维暴露。我们需要让树脂成分渗透到纤维网络中。

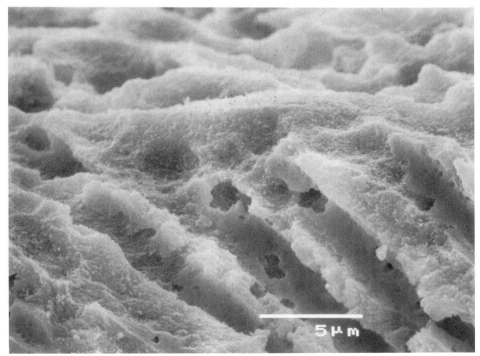

磷酸酸蚀牙本质后若使用次氯酸钠，会溶解胶原纤维，无机质成分暴露。其影响范围可以深达几十微米。因此，临床上是否该使用次氯酸钠，仍然争论不断。

■在临床中活用的小提示

在使用磷酸的粘接系统中，只要确保正确使用湿粘接技术，就可以获得足够的牙本质粘接效果。然而，临床医生表示难以理解磷酸酸蚀冲洗后，牙面应保持何种程度的湿润状态。

我们可以观察牙面状态，将其分为干燥（Dry）—湿润（Wet）—过湿（Over Wet）3个阶段。

Science of
Dentin Bonding

自酸蚀系统简便且可靠吗？

在自酸蚀系统中，被称为粘接性或功能性单体的低pH单体作为酸性物质，发挥牙体组织酸蚀作用（**图2-2-7**）。

自酸蚀系统根据产品形式或酸度来分类。例如，根据酸度分类，pH为1～2的称为强酸性系统，pH为2～2.5的称为温和酸性系统。

市场上存在着由自酸蚀偶联剂和粘接剂组成的两步法粘接系统，以及将酸蚀、偶联剂和粘接剂融合一体的一步法粘接系统。减少步骤并不意味可以缩短临床操作时间。还需要考虑到有些产品需要涂布2次，有些产品为提高渗透效果需要动态处理（用小毛刷"擦拭"、涂布）等，虽能省略步骤，却会带来新的技术敏感因素。

功能性单体是自酸蚀系统中的树脂成分，也有酸蚀作用。树脂成分在酸蚀的过程中，渗透到脱矿的牙本质深层。因此，树脂与牙体组织之间的粘接界面上，会形成高质量的结合或粘接体系（**图2-2-8**）。

在临床中活用的小提示

自酸蚀系统的pH为多少，应根据酸蚀目标是牙釉质还是牙本质而定。pH较低的产品，更注重牙釉质粘接；具有温和pH的产品，则以牙本质为主要目标。pH较低的产品，可能树脂单体的聚合能力较差，不可囫囵吞枣地认为，pH低就可提高牙釉质粘接效果。粘接系统即使产品的构成相似，但内容成分可存在很大差异。

▎ 图2-2-7 自酸蚀粘接剂处理后的牙本质

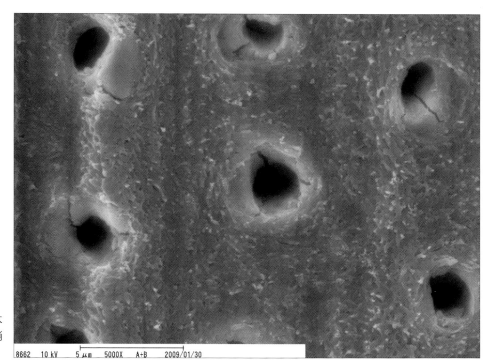

自酸蚀粘接剂处理后的牙本质表面，玷污层被去除，稍见暴露的胶原纤维。

▎ 图2-2-8 牙本质粘接界面的扫描电子显微镜图像

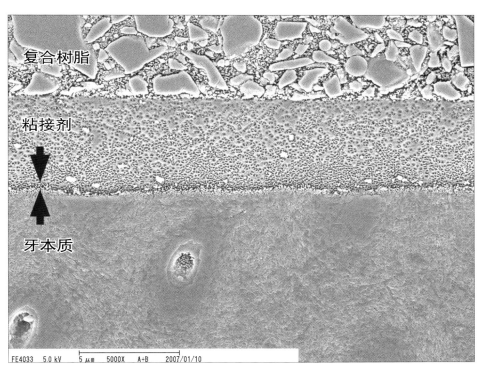

复合树脂

粘接剂

牙本质

在牙本质的最表层，可以看到纳米级的粘接剂反应层（Nano Interaction Zone）。形成了高质量的粘接界面。

自酸蚀系统的临床注意事项

自酸蚀系统的优点包括：

①技术敏感因素较少；

②理论上，脱矿和树脂渗透同时进行；

③术后过敏反应较少；

④羟基磷灰石剩余较多。

为了充分利用这些优点，使用时需要遵循一些事项。

自酸蚀系统必须能够使牙齿表面脱矿，因此需要成分中含有水分，或利用牙齿表面的残留水分促进酸的作用。需在牙面上涂布足够的量，才可充分脱矿。严格按照产品操作说明，保证涂布时间，让脱矿和渗透并驾齐驱。

随后，充分气吹以确保去除粘接剂中残留的溶剂。这是获得可靠粘接的重要步骤。光固化使粘接剂层聚合固化，形成由牙本质与树脂构成的混合层。

在临床使用粘接系统时，理解这些注意事项并熟读产品说明书具有重要意义，不要依赖既往的临床经验（**图2-2-9**）。

在临床中活用的小提示

对于一步法自酸蚀粘接剂：

①遵守涂布时间；

②不同产品对吹气的要求有较大差别；

③光照过程要确保粘接剂充分聚合固化。

虽然操作步骤减少了，但需遵守的事项并没有减少，这也是确保复合树脂充填修复的美观与高强度牙体组织粘接的必需环节。

图2-2-9　不同产品的临床注意事项

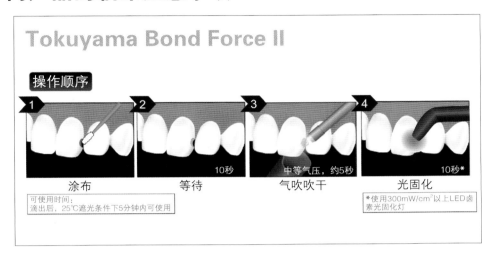

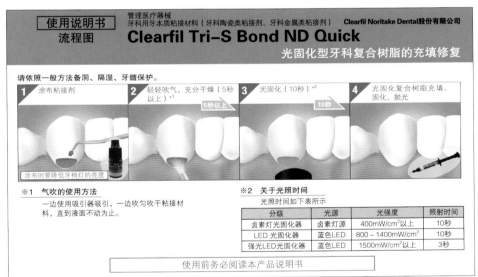

为了做好临床粘接操作，应该认真阅读粘接产品的附带说明书和使用指南。虽然产品构成相同，都是一步法粘接系统，但仔细阅读气吹方法的指南，会发现不同产品的使用方法完全不同。

如何选择适合的粘接系统？

　　曾几何时，牙体组织粘接系统的重要选择标准是粘接强度。然而，如今市面上绝大部分产品的粘接力都已经很强，已无法仅靠这一点做出选择。应考虑不同病例的粘接需求，细分各种考量因素，选择合适的产品。也就是说，要考虑牙釉质粘接和牙本质粘接谁更占主导、粘接面状态、美观性、可操作性以及环境因素（如呼气水分的影响）等，然后选择满足该病例的粘接系统（**图2-2-10，图2-2-11**）。

　　例如，在美观性最为重要的前牙区，需要选择粘接剂层较薄的系统。此外，如牙缝过大仅涉及牙釉质粘接的病例，或以牙本质粘接为主的冠折病例等，更须考虑使用不同的粘接剂。不同种类的粘接面，使用的酸蚀剂有所不同。牙釉质更多作为粘接对象时，多数选择磷酸酸蚀；牙本质更多作为粘接对象时，则多数选择自酸蚀系统。临床中也有两者并用之时，须慎重地各取所长。医生对于产品的理解和熟练度，也会左右最终选择。

图2-2-10 选择粘接系统前的考量因素分类图

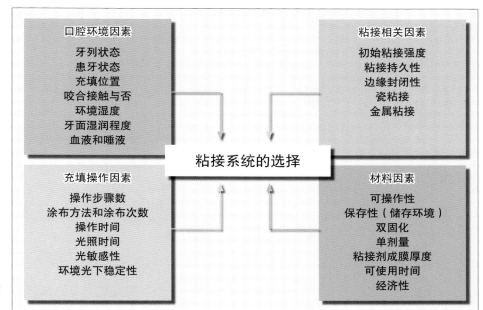

选择粘接系统的考量因素。从分类图中标出该病例的粘接需求，选择合适的系统。

图2-2-11 实际病例中的粘接系统选择

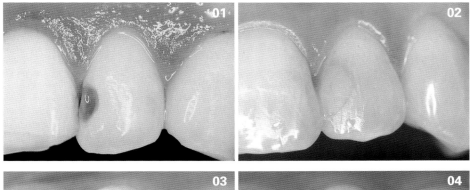

即使是小型Ⅲ类洞病例（01），粘接系统的选择也非常重要。而另一个病例（02）中，粘接层过厚则会影响美学效果。

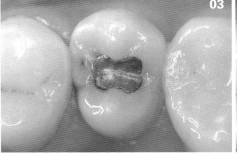
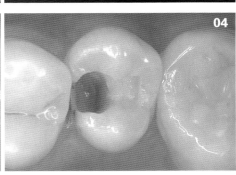

如03和04这样的后牙区病例，需要考虑咬合力的影响。

Science of
Composite Resin

复合树脂修复处于须兼顾功能与美学的时代

许多就诊于口腔诊所的患者，希望通过治疗口腔疾病，能"变得健康"，更期待"变得美丽"。

由于高速手机会产生噪音，让患者感受到恐惧和压力，抵触口腔治疗。据此，牙体组织粘接系统发展，极大减少牙齿预备量，以期减轻患者的心理压力，实现更好的美学修复效果（**表2-3-1**）。

过去认为，复合树脂与牙本质之间难以实现可靠粘接。时移世易，现今研究结果已表明牙本质粘接切实可靠，口内粘接持久，值得信赖（**表2-3-2**）。

此外，填料技术在进步，单体成分已改良，树脂本身的机械性能可以满足广泛的临床需求（**表2-3-3**）。树脂修复时，临床医生使用技巧，充分发挥树脂的性能，再现牙体本已失去的功能和美观（**图2-3-1**）。

如今，复合树脂牙体修复的范围不再局限于龋齿治疗，已延伸至各式病例。要实现美观、可靠的充填修复，应正确选择材料和工具，还要磨炼医生的高超技艺。

在临床中活用的小提示

目前使用的大多数复合树脂，都是由可见光触发固化反应的。要想树脂修复游刃有余，还须知晓它们的缺点。其中，与临床密切相关的问题包括：

①固化不均匀；

②表面有低聚合层；

③发生聚合收缩；

④形成聚合收缩应力；

⑤耐磨性低。

如何避免这些缺点，也是临床技术之谈。

▍表2-3-1　修复材料的选择标准

1. 牙位和窝洞位置	2. 窝洞状态（形态和大小）	3. 其他要求
（1）美观需求	（1）修复材料的材料学性质	（1）充填体的持久性
（2）咬合力（咬合关系）	（2）剩余牙体组织状态	（2）口腔卫生状况
（3）操作难度	（3）与牙髓的关系	（3）医生的知识和技术
		（4）充填修复牙的用途（例如活动义齿的基牙）
		（5）经济性

▍表2-3-2　后牙区复合树脂和银汞充填物的存留率比较

充填牙面数是影响因素。术者、材料、患者年龄和性别并非是影响因素。

	5年存留率	10年存留率
复合树脂	91.7%	82.2%
银汞充填物	89.6%	79.2%

▍表2-3-3　修复材料的机械性能

	复合树脂	丙烯酸树脂	结晶化陶瓷	长石系（OCC）陶瓷	云母系陶瓷	牙釉质	牙本质
压缩强度（MPa）	330~450	70	850	150	820~940	400	300
弯曲强度（MPa）	80~180	60	250	60	120~150	10	200
弹性模量（GPa）	5~25	2.5	53	60~70	70	80~130	5~20
热传导率（W/m℃）	0.4~0.7	0.15	—	1.00	0.84~1.68	0.93	0.57
热膨胀系数（10^{-6}/℃）	24~45	92.8	80	6.4~7.8	7.2	8.3~11.4	
努氏硬度	30~80	15	—	590	360~475	400	65
断裂韧性（MPa·$m^{1/2}$）	0.9~2.0	—	2.5~3.0	—	1.2~10	0.01~0.86	

▍图2-3-1　复合树脂修复示例

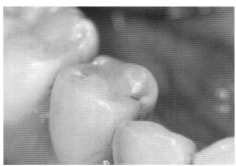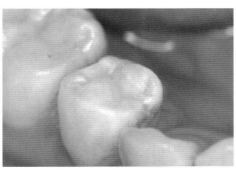

联合粘接系统与复合树脂，可让后牙实现无金属修复。

复合树脂修复的科学依据

填料技术是如何发展的？

最近膏体树脂中的填料，大部分是将有机复合填料或者纳米微粒填料高密度充填而成。有机复合填料是将填料与树脂基质混合，固化并粉碎后制成填料。此法可以提高膏体树脂的操作性和抛光性，同时让色调和透明度更易控制。

膏体树脂中的填料有多种制作方法。典型的方法是将玻璃填料粉碎成微粒。此外，还有将氯化硅汽化后，在氢气火焰中通过高温气相反应合成二氧化硅微粒子的方法，此法称为气凝胶制备法。另一种方法是通过溶胶凝胶反应（Sol-gel Method），让籽晶逐渐生长成晶体粒子，在防止晶体粒子凝集的同时，获得粒径均匀且具有良好光学折射率的球形填料。让填料粒子直径尽可能小，并将粒子高密度充填，可以制作出具有优秀抛光性和高机械强度的复合树脂（**图2-3-2**）。

然而，更小的粒径会有更大的表面积，让填料充填率受到限制。比如，我们把这个过程想象为"豆腐过筛子"会更容易理解：一块豆腐经多次切割后，有新的表面出现，即虽然体积不变，但总表面积却增加。同理，填料颗粒越小，同样体积下表面积越大。为了避免这个问题，人们想出了使用有机复合填料，或者填料颗粒表面特殊处理等方法。

在临床中活用的小提示

为了提高抛光性，复合树脂中的填料，朝着微细化方向发展。然而，选用越细小的填料，为了提高填料充填率，越是要考验各厂商的技术能力。而复合树脂作为技术能力的结晶，必须依靠医生才能展现其卓越性能。比如，充分利用球状填料原本的性质，开发出抛光技巧等，临床上的小技巧不胜枚举。

█ 图2-3-2　填料形状的多样化

Estelite Flow Quick

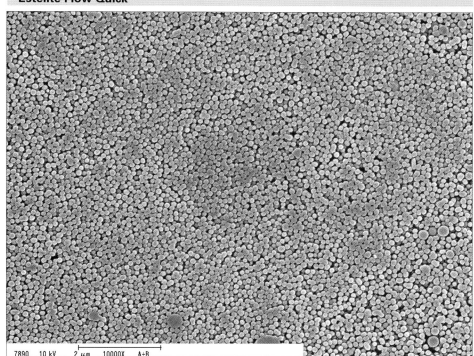

填料的形状和充填率，对复合树脂的机械性能有巨大影响。使用球状填料的树脂，不论是抛光性还是光学性质都上佳。有如此特征的复合树脂，才能完成美学充填修复。

Clearfil Majesty ES Flow

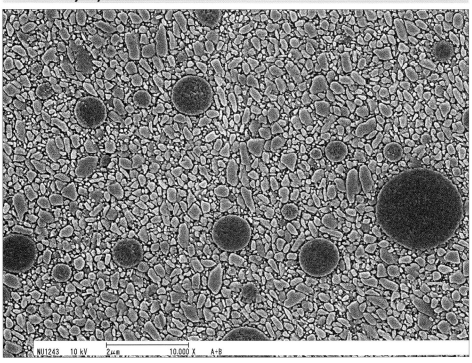

为了控制复合膏体树脂的可操作性，有时会加入不同形状的填料。

Science of Composite Resin

光固化引发剂技术是如何发展的?

光固化复合树脂可吸收特定波长的光线,即时聚合固化,临床可操作性高,备受青睐。现在,在可见光照射下即可激发聚合固化的樟脑醌(Camphorquinone)作为光固化引发剂,被广泛应用。光照激发的樟脑醌与作为还原剂的胺形成激发络合物(Exciplex),生成自由基(Radical)启动多功能单体(Multifunctional Monomer)的聚合。但并不能一味地认为,只要增加樟脑醌的量就可以提高树脂的聚合度。随着添加量的上升,机械性能会降低。

近年有使用α−二酮化合物、三腈类化合物或芳香胺化合物作为还原剂的光固化引发剂系统问世。它在环境光下的稳定性更强,在光固化器照射下聚合反应的活性也更高。这种被称作自由基增强型光固化引发剂的照射时间,可缩短至传统产品的1/3(**图2−3−3**)。这项新技术既能缩短照射时间,又能让树脂固化后的机械性能更强,甚至还可以让聚合收缩率和收缩应力变得更低。

樟脑醌作为光固化引发剂存在一个缺点,即较难以薄膜的形式引发聚合。此引发体系易受氧气影响,阻碍聚合,不宜作为窝沟封闭剂和涂层材料等。所以,另有产品使用Lucirin TPO或孟加拉玫瑰红(Rose Bengal)等作为光固化引发剂。这些光固化引发剂与樟脑醌不同,引发聚合的光线波长范围位于低波长区的400nm附近,而波长峰值位于470nm附近的LED光固化器照射下,引发聚合的性能较差。这就是实际临床需要考虑光固化灯与光固化树脂产品的相容性,正确组合二者的原因。然而,考虑到LED光固化器临床普及率大,最近的光固化树脂仍使用樟脑醌,厂商也在摸索适合LED波长区域的光固化引发剂。

此外,樟脑醌和胺的催化方式存在一个缺点,即与酸性粘接单体共存,或光固化引发剂浓度极低的情况下,聚合固化性能较差。克服上述问题的聚合促进剂得以开发,另外利用酸性环境的光固化引发剂系统(硼酸盐触媒)也已经投入市场。这种利用酸性环境促进聚合固化反应的技术,可充分利用粘接剂中的酸性单体,因此有望在未来的牙体粘接系统中更进一步。

图2-3-3　自由基增强型光固化引发剂的好处

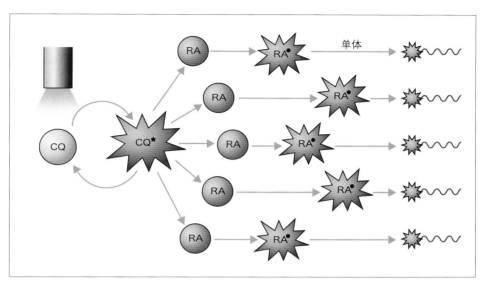

可见光照射下，樟脑醌（CQ）处于激发状态（CQ*），产生聚合固化反应所必需的自由基（RA•），而让自由基生成量增加的，就是自由基增强剂（RA）。自由基促使聚合固化反应的复合树脂，之所以能经历技术革新，得益于自由基增强型光固化引发剂的应用。

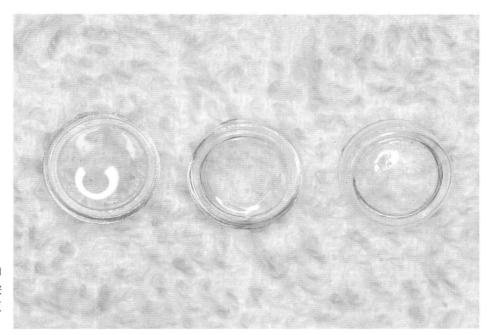

樟脑醌是一种黄色的物质，被可见光照射激发后，立即发生褪色。该反应会因为胺的存在而受到促进，产生更大量的自由基。

在临床中活用的小提示

　　光固化树脂的机械性能，依赖于照射光的光能量（光照强度和照射时间的乘积）。因此，光固化灯的照射头应该尽可能靠近需要固化的树脂表面。若照射头与树脂之间距离较远，则须延长照射时间，即使树脂中含有自由基增强剂也应如此。

验证膏体树脂的可操作性

　　复合树脂充填修复时，膏体树脂的选取、充填手感以及黏稠度等可操作性相关因素，与机械性能同样重要。与膏体较硬的国外复合树脂产品相比，日本的产品多数较软。在大型Ⅳ类洞和Ⅱ类洞的充填修复中，膏体树脂的可操作性，是决定能否赋予理想解剖学形态的重要性能。色彩艳丽延展性好，却能维持住一定形态，在无影灯的强光下仍能保持未固化状态的膏体树脂，在使用层塑技术充填时堪称不二之选（**表2-3-4**）。当然聚合收缩较少，也是膏体树脂的理想基本性质之一。这里我想指出常见的一个误解，聚合收缩的方向实际上并非沿着光线照射的方向。光固化树脂其实是半透明的，窝洞较浅的情况下，充填体可整体发生聚合反应。由于树脂与窝洞壁的牙体组织互相粘接，聚合收缩并非沿着光线方向，而是比较随机，甚至可以说是朝着洞壁方向。

　　说起膏体树脂的可操作性，流动树脂具备的流动性在临床中也很受用。迄今大家都认为，为了获得较高的流动性，需要减少填料含量，将以降低机械性为代价。但现在一些市售产品高密度充填二氧化硅纳米填料，使树脂材料既能保持适当的流动性，又能与牙体组织贴合，还可用于后牙区充填修复。正因可操作性优良，流动树脂可用在狭小的咬合面窝洞、牙颈部充填、窝洞衬底以及松牙固定等，适应证广泛，具有较高的临床魅力（**图2-3-4**）。

在临床中活用的小提示

　　膏体树脂的硬度，充填手感或者持续流动性等方面，是产品选择的要点。充填手感与医生个人喜好相关，因为它受到充填器形状，铺置膏体树脂的手法（挤压推进还是牵引延长）的影响。不管怎样，为了修复成功，应该根据自己的喜好选择适当的复合树脂产品。

表2-3-4　层塑技术用树脂的理想特性

1. 优良的材料特性
   - 聚合收缩率低
   - 聚合收缩应力小
   - 易于抛光且光泽持久
   - 耐磨性高
   - 固化前后色彩变化少
2. 在牙科光源下有足够的操作时间
3. 容易控制明度
4. 使用塑形笔刷时具有良好的可操作性
5. 短时间照射即可获得较高的聚合固化度

图2-3-4　应用范围广泛的流动树脂

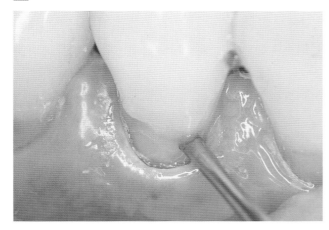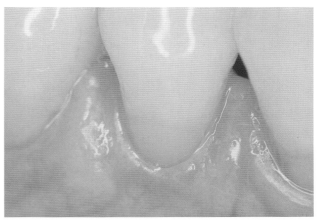

流动树脂不仅可以用于充填修复，还可以用于窝洞衬底等，用途广泛。在牙颈部缺损充填修复时，注射尖端的放置位置，对于充填效果尤为重要。无论是上牙还是下牙，注射尖端都应该放在靠近切缘（或者牙尖）一侧的边缘上，缓慢地按压出树脂，直至窝洞内充满流动树脂。

Science of
Composite Resin

复合树脂修复的科学依据

认识复合树脂的色彩变化

临床上复合树脂充填修复时，应遵循教科书式的树脂色彩选择。但复合树脂具有半透明性，在材料表面、材料内部和背景反射光等错综复杂因素的相互作用下，显现出自身的颜色，常常难以与规定的颜色达到完美的匹配。因为树脂固化后会受到自身透射光的影响，与树脂金属混合全冠、烤瓷冠相比具有不同显色特征，所以比色方法虽与间接修复相同，但之后膏体树脂选择和层塑充填操作，则体现了不同的处置理念。

直接充填修复时，应该在剩余牙体组织与树脂之间的色彩配合上倾尽全力，这也是直接充填修复的特征所在，同时也意味着需要利用复合树脂的变色龙效应。

光固化树脂在光照固化后，色彩将发生变化。理由是，作为光固化引发剂的樟脑醌是黄色化合物，聚合后黄色褪去（参考第115页）。另外，透明度也发生变化，这是由于树脂基质固化后形成的高分子网络，改变自身光折射率，而膏体树脂内含有的填料，不因聚合固化反应改变光折射率。这就是我们在膏体树脂赋形时，感觉牙体组织与树脂色彩配合良好，一旦光照固化后却出现色彩差异的根本原因（**图2-3-5**）。

如此说来，即使比色获得了色彩信息，却几乎不可能让复合树脂忠实地重现理想的色彩。所以，利用膏体树脂的层塑技术来控制牙冠充填物的明度，乃重中之重。

使用明度较高的膏体树脂，即光透过性较低的树脂时，通常会把对比度设定得较高。而在分层充填的过程中，应该控制色彩较浓的膏体树脂的厚度，来决定色彩，这才是最简单的层塑技术精髓之处。

切记，患者的良好评价不来源于复杂技术的应用，而来源于最终的治疗结果。

图2-3-5　光固化树脂固化前后的色彩变化

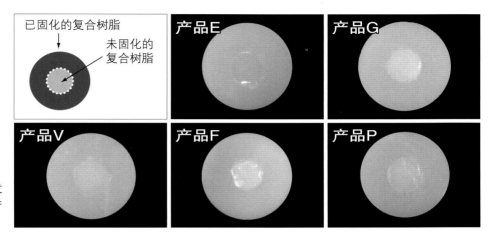

光固化树脂在固化前后会发生色彩变化，该特性也因产品而异。

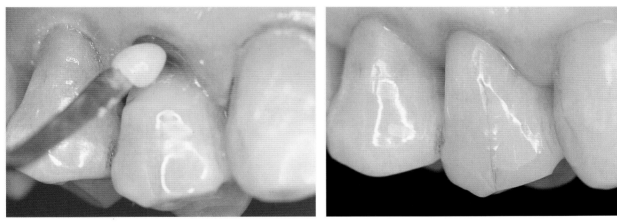

膏体树脂充填到窝洞时的色彩感觉，与充填操作结束后的色彩感觉完全不同。需要注意固化前后的色彩变化。

在临床中活用的小提示

　　比色时，往往认为膏体树脂与牙体颜色互相匹配最重要。然而，临床中常常会遇到此类情形，即使选择了色彩匹配度高的复合树脂，也不一定能实现良好的色彩匹配效果。所以，在比色时，重要的是按照明度、彩度和色相的顺序来判断选择何种色彩。

总结

　　计划牙体粘接时，首先应该把握好作为粘接面的牙釉质以及牙本质的特性。不同的粘接面须以不同的方法，形成粘接体系。在使用不同的牙体组织粘接系统时，即使操作的步骤数目不同，我们仍须清楚明白酸蚀、底漆、粘接剂实际在哪一步中发挥了作用，当然这与粘接材料成分的了解程度密切相关。另外，还需要选择质优的树脂产品，使得抛光后可获得与牙体组织同样的质感。为了实现自己理想中的美学充填修复，我们仍需熟悉每样器材的使用方法。

参考文献

（与牙体粘接关联）

[1] Buonocore MG, Matsui A, Gwinnett AJ. Penetration of resin dental materials into enamel surfaces with reference to bonding. Arch Oral Biol 1968; 13: 61-70.

[2] Pashley DH, Ciucchi B, Sano H, Carvalho RM, Russell CM. Bond strength versus dentine structure: a modelling approach. Arch Oral Biol 1995; 40: 1109-1118.

[3] Powers JM, O'Keefe KL, Pinzon LM. Factors affecting in vitro bond strength of bonding agents to human dentin. Odontology 2003; 91: 1-6.

[4] Van Meerbeek B, Van Landuyt K, De Munck J, Hashimoto M, Peumans M, Lambrechts P, Yoshida Y, Inoue S, Suzuki K. Technique-sensitivity of contemporary adhesives. Dent Mater J 2005; 24: 1-13.

[5] Perdigão J, Gomes G, Gondo R, Fundingsland JW. In vitro bonding performance of all-in-one adhesives. Part IX microtensile bond strengths. J Adhes Dent 2006; 8: 367-373.

[6] Van Landuyt KL, Snauwaert J, De Munck J, Peumans M, Yoshida Y, Poitevin A, Coutinho E, Suzuki K, Lambrechts P, Van Meerbeek B. Systematic review of the chemical composition of contemporary dental adhesives. Biomaterials 2007; 28: 3757-3785.

[7] Latta MA, Naughton WT, Scanlon CF, Huhtala MF, Balducci I. Bond strength of composite to dentin and enamel using self-etching adhesive systems. Gen Dent 2009; 57: 257-259.

（与复合树脂关联）

[8] Magne P. Composite resins and bonded porcelain: the postamalgam era? J Calif Dent Assoc 2006; 34: 135-147.

[9] Lu H, Lee YK, Oguri M, Powers JM. Properties of a dental resin composite with a spherical inorganic filler. Oper Dent 2006; 31: 734-740.

[10] Loomans BA, Opdam NJ, Roeters JF, Bronkhorst EM, Plasschaert AJ. Influence of composite resin consistency and placement technique on proximal contact tightness of Class II restorations. J Adhes Dent 2006; 8: 305-310.

[11] Lee YK. Influence of scattering/absorption characteristics on the color of resin composites. Dent Mater 2007; 23: 124-131.

[12] Lee YK, Powers JM. Influence of background color on the color changes of resin composites after accelerated aging. Am J Dent 2007; 20: 27-30.

[13] Magne P, Tan DT. Incisor compliance following operative procedures: a rapid 3-D finite element analysis using micro-CT data. J Adhes Dent 2008; 10: 49-56.

[14] Duarte S Jr, Saad JR. Marginal adaptation of Class 2 adhesive restorations. Quintessence Int 2008; 39: 413-419.

[15] Drummond JL. Degradation, fatigue, and failure of resin dental composite materials. J Dent Res 2008; 87 :710-719.

[16] Ilie N, Hickel R. Macro-, micro- and nano-mechanical investigations on silorane and methacrylate-based composites. Dent Mater 2009; 25: 810-819.

[17] Hosoya Y, Shiraishi T, Oshiro M, Ando S, Miyazaki M, García-Godoy F. Color characteristics of resin composites in different color modes and geometries. J Oral Sci 2009; 51: 123-130.

[18] Sideridou ID, Karabela MM, Micheliou CN, Karagiannidis PG, Logothetidis S. Physical properties of a hybrid and a nanohybrid dental light-cured resin composite. J Biomater Sci Polym Ed 2009; 20: 1831-1844.

第三部分
提升临床复合树脂修复效果的技巧

复合树脂充填修复时窝洞预备的考量

基于牙体粘接系统的复合树脂充填修复，要依照龋损范围来决定窝洞形态。临床操作的第一步是扩大窝洞，注意尽量保留健康牙釉质。但如果洞口扩展不足，可能会遗漏沿釉牙本质界扩散的龋损。所以，应使用龋损指示剂配合口镜仔细检查，确保腐质已除净。

去腐时，首先要使用低速手机和球钻去除被指示剂染色的部位，然后，再次使用龋损指示剂染色，用刮匙手动去净龋坏组织。另外，若窝洞位于牙颈部，靠近牙龈，手动去腐器械更有效，能防止损伤牙龈。

在前牙扩大洞口暴露龋损时，无须执着于只从唇侧或是舌侧进入，应该从方便操作的角度形成操作通路。过去，基于技术与认知限制，只推荐从舌侧进入，但在美学修复技术快速发展的今天，不需要再执着于此。另外，磨牙邻面龋，虽然直接制备类似"投币口"状的窝洞更微创，但现实原因限制下，往往只能从咬合面进入龋坏部位，制备微箱状洞形（**图3-1-1**）。

还有一种隧道形窝洞，为保留咬合面边缘嵴而设计，但大量的临床病例观察结果显示，隧道形窝洞技术敏感性高，且容易残留腐质，因此不足为训。

腐质去净后需要修整洞缘形态。对于前牙唇侧窝洞，应在边缘制备薄而长的斜面，以便牙体和树脂修复体间形成顺畅色泽过渡，修复效果更逼真。在磨牙窝洞中，考虑到咬合面釉柱的走向，边缘不应有斜面。但是在Ⅱ类洞中，咬合面向邻面移行部分则应制备边缘斜面，有助于防止脆性复合树脂折裂（**图3-1-2**）。

图3-1-1 基于微创治疗理念的洞形制备

微箱状	"投币口"状

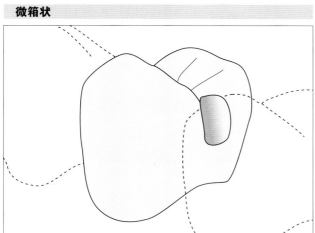 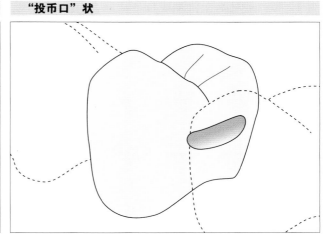

随着粘接修复技术的普及，可实现微箱状或投币口状等窝洞设计，符合微创治疗理念。

图3-1-2 Ⅱ类洞边缘斜面的意义

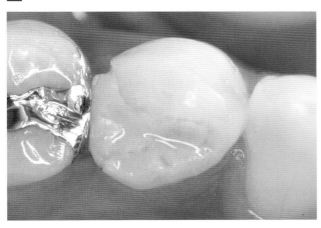 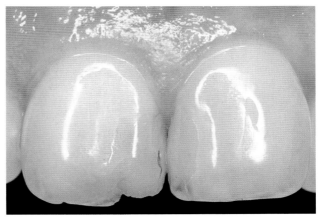

洞缘线应尽量圆缓，否则容易导致边缘处的复合树脂折裂。在前牙唇侧的窝洞边缘则应形成长斜面，可以实现树脂与牙体间色泽的自然过渡，同时增加粘接面积，且有助于防止树脂折裂。

提升临床效果的要点

在微创治疗观念下，应尽量减少切削健康牙体。但为了兼顾美观效果，还需注意树脂至牙体间的流畅过渡。只有在唇侧窝洞，可以制备洞缘长斜面，以实现渐进过渡效果。

舌侧赋形时不可或缺的硅橡胶导板

分层充填操作中，要重视舌侧形态的恢复，这关乎牙齿功能，尤其是 Ⅲ 类和 Ⅳ 类等缺损较大的窝洞，需格外谨慎。由于此处难以直视，为获得符合功能的舌侧形态，需良工苦心。

对于预估龋损范围较大的病例，应该先在模型上雕蜡恢复外形，再于其上制作硅橡胶导板（**图3-1-3**）。而当存在旧修复体时，则最好直接在口内制取硅橡胶导板。

硅橡胶导板法，是用硅橡胶印取前牙舌面形态，再将之作为导板压接在牙齿舌侧，以此辅助修复舌侧形态的方法。通过使用硅橡胶导板，可以更好把握舌侧形态、牙冠尺寸和邻接触点等，同时也使软质膏状树脂的修复操作变得容易。

提升临床效果的要点

口腔临床治疗中的难点往往在于处理难以直视的部位。如何将之变得"可视"，是牙科临床技术的一大议题。同理，在复合树脂修复中，舌面难以直视，也难以处理，而硅橡胶导板使难题迎刃而解，效率大大提升。

图3-1-3 使用硅橡胶导板修复舌侧形态的步骤

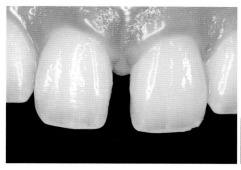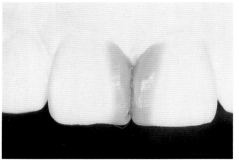

若无法直接在口内制作硅橡胶导板，那就需要患者就诊2次。先取模，在模型上雕蜡后再制备导板。

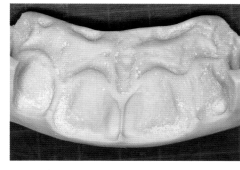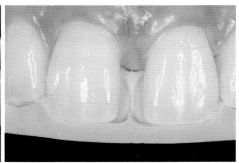

在口内试戴硅橡胶导板，确认技工室制作的修复形态是否匹配。

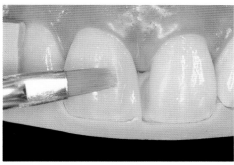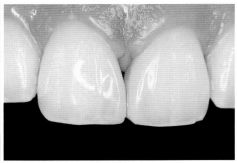

虽然制作硅橡胶导板增加了临床步骤，但磨刀不误砍柴工。

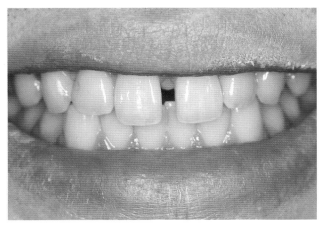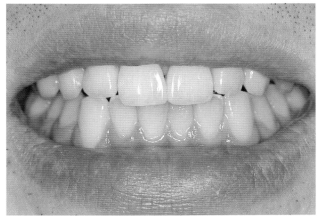

为了方便临床操作并获得美观的修复效果，需要花费一些工夫。运用硅橡胶导板就是一个很好的例子，临床效果非常好。

美学修复时，应该观察牙齿的哪些部分

想要实现美学修复，需要先仔细观察牙齿的颜色、形态、长度、宽度及其与整体面部的协调性。

对于牙齿的颜色，则要从明度（Value）、饱和度（Chroma）以及色相（Hue）来观察。

首先，按照从白到黑的几个等级判断牙齿的明度；然后观察牙齿颜色的饱和度（即鲜艳程度）；最后确定红色、蓝色、黄色等的色调差异（色相）；此外，还应仔细观察透明度和荧光性（**图3-1-4**）。值得一提的是，长时间凝视牙齿，眼睛会出现色泽适应，影响对颜色的判断，应注意避免。此外，还要把握天然牙透明度、斑纹分布等特性，参考邻牙，构建牙齿的色彩地图（**图3-1-5**）。

之后，要快速判断牙齿整体和细节的形态和质感，如磨损、磨耗、裂纹等，质感能恢复到什么程度全都仰赖于对上述形态特征的把控。特别是上前牙，不但要注意邻面过渡部位，还要仔细观察唇面发育沟的形态。除此之外，牙冠的长、宽和比例等也不可忽视。

提升临床效果的要点

我们常使用A2或B2来记录天然牙色。但是牙齿的颜色无法用单一颜色概括，我们还需要把控明度、饱和度以及色相，甚至考虑牙齿的乳光效应、斑纹、切缘结节、釉面横纹等各种特征。综上所述，要重视牙齿的独特质感。

▌ 图3-1-4　确定牙齿颜色的步骤

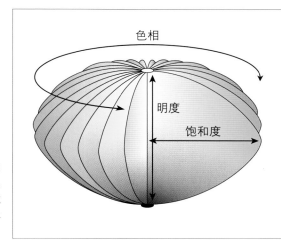

观察牙齿的颜色时首先要确定明度，然后是饱和度和色相，虽然对颜色的判断多凭感觉，但明白道理后，就容易上手了。

色相 H（hue）
　　指红色、黄色、绿色、蓝色等颜色，首尾连接在一起可以形成色环。

明度 V（value）
　　指颜色的明暗，图中纵向变化。

饱和度 C（chroma）
　　指颜色的鲜艳或暗淡程度，图中从中心向外扩散变化。

▌ 图3-1-5　确定牙齿色调图的步骤

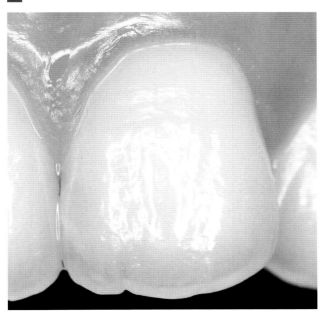
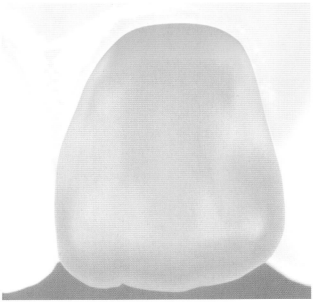

牙齿的颜色是多种颜色的混合，并不是单一的。同时，还有乳光效应、切缘结节、釉面横纹等形态特点，这些因素共同构成牙齿的颜色。

Technique of Composite Filling

如何实现与剩余牙体组织的色彩协调

使用光固化复合树脂修复时，一方面它有半透明的光学特征，可与牙体色彩协调；但另一方面，由于树脂的透光率不同，也可导致色彩不协调。这主要原因是，复合树脂硬化过程中明度发生变化。

复合树脂的填料和树脂基质折射率有差异，导致固化前后易发生颜色变化，虽说各厂商都在努力抑制这种现象，但毕竟技术鱼龙混杂，有些产品在这方面的表现依然很不理想。因此，建议临床做充填之前，可以先在窝洞周围涂少量树脂，光照并观察硬化后的色调。切记，务必充分了解自己所使用树脂的颜色特性（**图3-1-6**）。

虽然，追求颜色协调性很重要，但若想仅靠色泽去表达接近天然的美学效果，也是远远不够的。除正确把控色泽之外，还要注意修整形态，有些部位的外形对美学表达至关重要，例如前牙切角和邻面移行部位，良好的塑形也是协调树脂修复体与残余牙体组织的关键点（**图3-1-7**）。

提升临床效果的要点

前文提到了树脂的一些光学特性，粘接剂同理，也可能会导致透光率的变化，影响修复体边缘的色彩协调性。因此，粘接材料、临床使用情景不同，则所需的粘接剂厚度也不同，需要细心把控。

■ 图3-1-6　了解所使用树脂的颜色特性

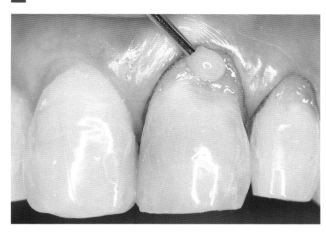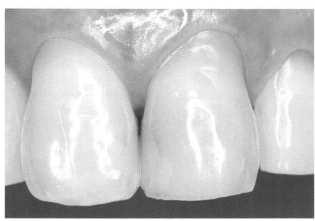

即使充填时看起来颜色协调的树脂，光固化后也可能变成不同的颜色。另外，牙龈的色调、粘接剂的厚度，以及树脂的硬化特性等各种因素都会影响修复体的整体颜色。

■ 图3-1-7　形态修整的作用

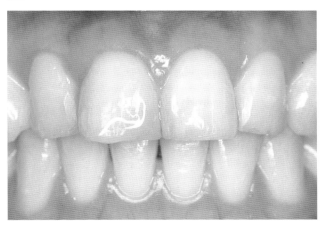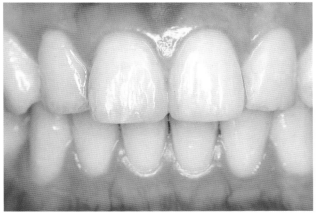

仅仅是修整了树脂修复体的形态，前后所表现出的美观效果大相径庭。

Technique of
Composite Filling

复合树脂充填修复的技巧

控制明度的方法

　　美学修复的最终效果，归根结底就是"肉眼所看到的修复体的样子"。

　　通常来说，光源发光，照射到物体，再被其表面所反射，反射光被眼睛接收，识别出物体的颜色。复合树脂有半透明性，入射光线在其表面会形成镜面反射，从而表现出光泽感。同时，也会在修复物内部形成漫反射，对色相或色调的形成有着复杂的影响（**图3-1-8**）。

　　在Ⅴ类洞病例中，窝洞被牙体组织包围，残余牙体的色调会反映在树脂上，充分实现色彩的协调，因此仅使用单一颜色的树脂即可获得完美再现，这就是所谓的变色龙效应。但若残余牙体的色调较深，背景色的影响会大于漫反射，因此很难实现色彩的协调。在这样的病例中，即使认真比色，仍有可能出现术后明度不协调的情况。

　　分层充填技术，是通过层层堆叠不同明度的树脂以表现出类似天然牙色彩效果的技术。其中的技术关键便是对明度的控制。遮色层厚度过薄的话，无法隔绝背景色，导致修复体明度下降；而过厚则饱和度上升，无法再现天然牙的质感，可以说进退维谷，技术敏感性高。

　　在临床治疗中，如何稳定获得优秀的同质性修复结果呢？建议不要依赖经验或直觉，而是自行花心思制定修复流程，并严格执行，才能得到相似的结果。当然，临床具体情况也是千变万化的。

提升临床效果的要点
　　把控各层树脂的厚度，这依赖于医师的临床经验。在充填树脂之前，建议使用明度高的树脂（主要是流动树脂）先垫底，以调整色调，如同画油画之前，先铺好画布。此法控制明度切实可行。

▌图3-1-8　遮色垫底的效果

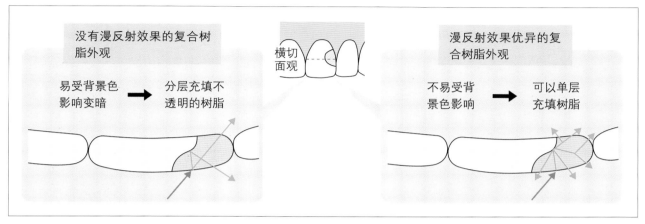

在没有遮色垫底的病例中，选用没有漫反射效果的树脂，会反射口腔内的色调。因此，需用不透明树脂垫底。当然，也有的树脂并不需要垫底。

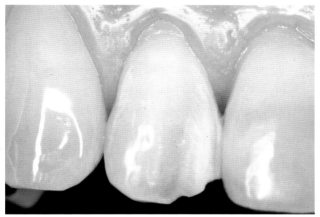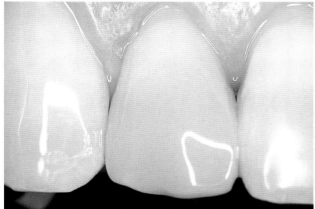

使用明度高的树脂做垫底的话，能降低复合树脂修复的难度。

Technique of Composite Filling

高效的磨牙充填方法

随着复合树脂机械性能的提高，其应用范围也不断扩大，已经可以胜任磨牙的大面积邻咬合面洞充填。另外，越来越多患者开始重视美观问题，要求用复合树脂替换陈旧的金属修复体。对于涉及邻面的窝洞，使用成型片可有效恢复正常的邻面解剖形态和接触点，方法得当的话，通常当天就可以完成修复，这也对修复流程的效率提出了更高的要求。

高效修复流程第一步，上橡皮障隔离术区，获得清晰的操作术野，同时还可以防潮，有效提高粘接效果。特别是在磨牙操作的时候，更能凸显橡皮障的优势，可以更好地恢复解剖学形态。按说明书使用粘接剂，然后用流动树脂垫底，可以防止边角部位残留气泡，接着再用膏体树脂充填，主要原则如下：

①把复杂的窝洞简单化；

②恢复咬合面牙尖的解剖形态；

③器械沿着牙尖斜面操作；

④结合使用流动树脂恢复咬合面解剖形态。

图3-1-9a 上颌第一磨牙咬合面

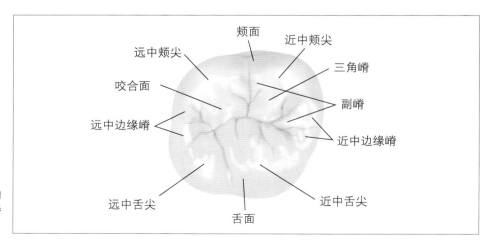

颊面
近中颊尖
远中颊尖
三角嵴
咬合面
副嵴
远中边缘嵴
近中边缘嵴
远中舌尖
近中舌尖
舌面

上颌第一磨牙咬合面重要的解剖学概念，特别是各沟嵴的走向，务必熟稔于心。

Technique of Composite Filling

复合树脂充填修复的技巧

磨牙修复时把握咬合面解剖学形态的方法

用复合树脂恢复咬合面形态时，最重要的是把握解剖学形态。不但要把握整体外形，还要把控沟嵴走向等各种特征。此外，也不可忽视牙尖内斜面的塑形。在此基础上，用充填器沿嵴的走向操作，形成咬合面的形态（**图3-1-9，图3-1-10**）。

咬合面堆塑时要格外注意发育沟走向，并努力用树脂去重塑。可以用膏体树脂堆塑牙尖嵴，并在嵴间制作出发育沟形态，如此，方可再现咬合面的解剖学形态。

提升临床效果的要点

在充填磨牙咬合面时，想要恢复解剖学形态，首先要确保清晰的术野。临床工作中，难免有人嫌弃橡皮障操作烦琐而弃用。然而，欲速则不达，在熟练掌握后，装置橡皮障并不会额外花费多长时间，但上障后的操作效率却可倍道而进。

至于使用复合树脂恢复咬合面的方法，术者都有各自熟悉的方法。不过，高效率术式应该有某种共同点。

▌图3-1-9b　下颌第一磨牙咬合面

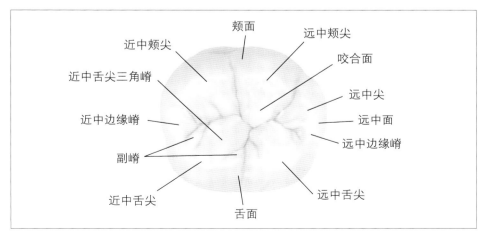

与上颌相同，也应认真记忆下颌一磨牙咬合面的形态，包括特征性沟嵴的走向。

图3-1-10 复合树脂咬合面修复法

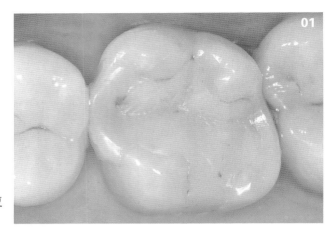

01 患者主诉时常牙痛，约10年前接受过复合树脂修复治疗。

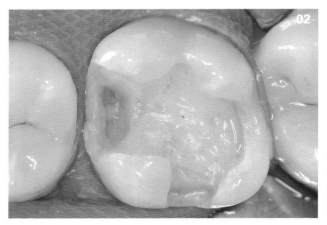

02 橡皮障隔湿，去除旧充填物。

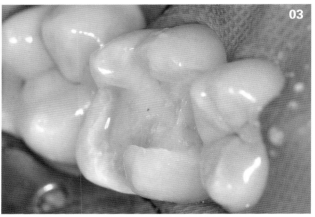

03 多方位观察窝洞形态，不要仅看咬合面。

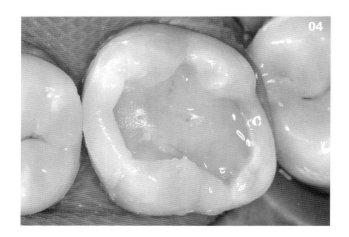

04 遵循复杂洞形简单化的原则。

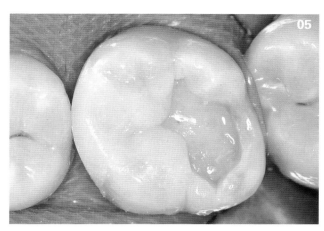

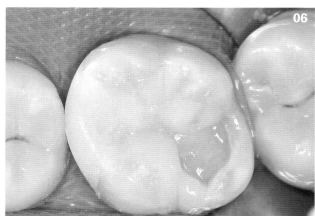

05 在非功能尖所在的近中颊侧充填膏体树脂，光固化后再充填近中舌侧。

06 同理，充填远中颊侧。

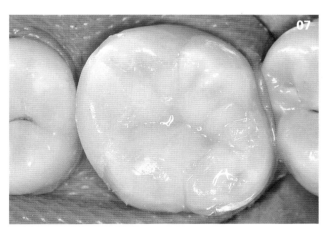

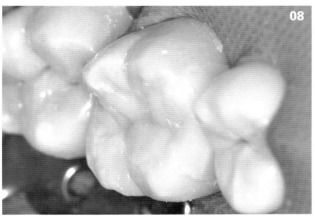

07 根据近远中沟的走向，堆塑树脂。

08 参考天然牙尖内斜面的角度，修整树脂。

09 尽量少调整咬合，这样抛光也容易，短时间内就可以完成复杂洞形的修复。

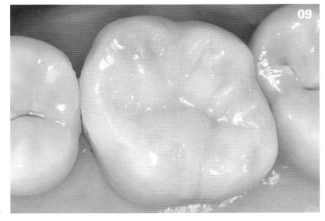

Equipment of Composite Filling

树脂充填器械

切削器械的选择

高速空气涡轮机的进步，推动了20世纪牙科医疗的发展。但口腔医学界也逐渐认识到，盲目地切削牙体，反倒需要补救性修复，甚至需要不止一次，最糟的是还会缩短牙齿的寿命。基于此，以最小限度切削牙体组织为理念的微创治疗（Minimal Intervention，MI）车针横空出世（**图3-2-1**），这些车针的工作尖较小，切削力强的同时对正常牙体组织损伤小，某些产品还会设计超细的车针柄部，使之更容易进入病灶部位（**图3-2-2**）。此外，使用5倍速的牙科手机，可以同时高效切削不同硬度的部位，如牙釉质、牙本质或龋病灶等（**图3-2-3**）。

对于邻面窝洞等传统车针难以到达的部位，声波非旋转式切削的金刚砂车针是选择之一（**图3-2-4**）。不同于传统的旋转切削车针，没有令人不适的振动，也没有高速涡轮手机发出的噪音，因此可以在微创备洞的同时降低患者的恐惧感。虽然其切削效率不及旋转式车针，但若为提升患者就诊体验，值得一试。

目前市售的其他非旋转式切削器械，还有铒激光（Er：YAG）、喷砂和化学去龋，这些新技术都是未来龋齿治疗可能发展的方向。此外，在扩开洞口后，若想最大限度减少对正常牙体组织的切削，手用刮匙是不可或缺的"利器"（**图3-2-5**）。

> **提升临床效果的要点**
>
> 在切削牙体时，尤其是使用旋转式切削器械时，切不可凭感觉来。术前先评估窝洞或病灶的范围，再谨慎操作。毕竟，不当切削对牙体组织的破坏速度可比任何龋病都要快。

图3-2-1 微创治疗（MI）的各种金刚砂车针

松风

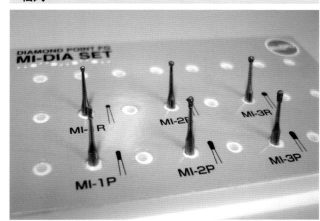

作为老字号的切削器械生产厂商，供应各种形状的车针以满足不同的临床需求。

日向和田

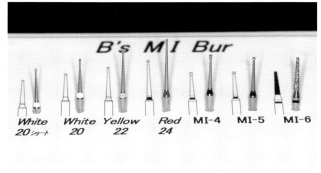

比较小众的厂商，笔者的使用感受是，他家的车针切削性能非常好。

GC

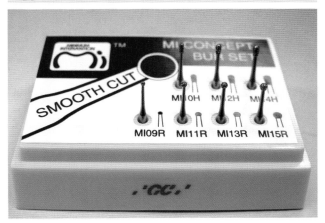

将MI理念推广到日本的厂商，为临床治疗提供全套车针器械。

HORICO

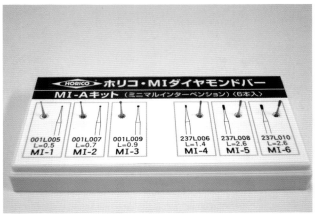

德国厂商，车针柄部设计得很细，可做精细切削。

Equipment of
Composite Filling

树脂充填器械

图3-2-2　不同用途的车针

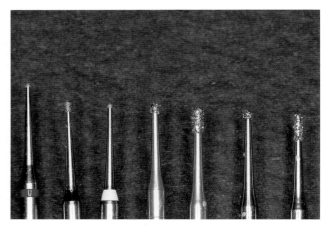

市面销售的不同用途的车针，形态各异，如不同工作尖形状、车针柄长度等。

图3-2-3　能高效切削的5倍速微马达牙科手机

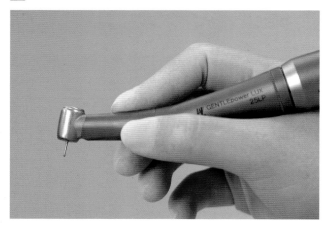

使用5倍速微马达牙科手机，噪音较小，可以减轻患者恐惧感。建议选择没有轴摆动，且扭矩高的微马达手机。

图3-2-4　非旋转式切削器械

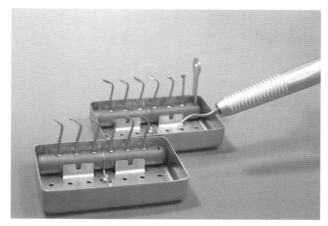

利用声波振动的金刚砂工作尖端，行牙体组织切削（KaVo）。

图3-2-5　开扩洞口实例

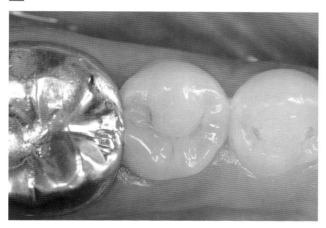
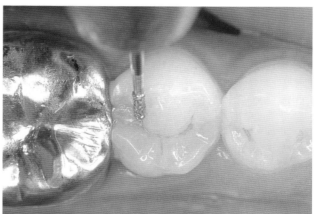

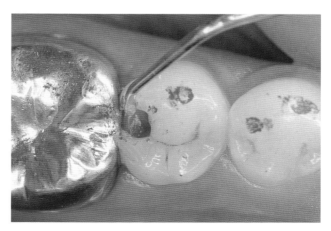

预估龋损范围，设计窝洞外形，同时还需考虑咬合关系。
另外，处理这种狭小的窝洞，手用刮匙更有效。

Equipment of
Composite Filling

树脂充填器械

充填器的选择

复合树脂修复时，需选用专门的充填器。一把好的充填器可决定修复效果，所以选用时颇有考究。

长期使用的充填器上会有许多划痕，膏体树脂会粘在上面，难以脱离。而尖端较厚的充填器虽然加压填塞操作便利，但不适用于恢复邻面曲度和接触点。另外，如果不用成型片恢复接触点，则需用超薄的充填器（**图3-2-6**）。根据窝洞的大小和部位，选择适用的充填器，方可实现复合树脂的美学修复。

在树脂和牙体之间做形态过渡，并恢复牙齿的解剖学形态时，推荐使用平头或圆头笔刷（**图3-2-7**）。用笔刷可以轻松恢复接触点、邻面凸度及龈缘部分牙齿的形态，同时还可以增强美观性。

提升临床效果的要点

需根据目标部位选择合适的充填器。有的工作端在设计上已煞费苦心，成为多用途器械，也可选用。另外，在树脂修形时，笔刷是强有效的工具，善用可升级修复效果。

图3-2-6 各种类型的复合树脂充填器

Tokuyama Dental Corporation

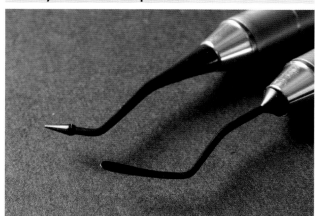

Cosmedent, Inc.

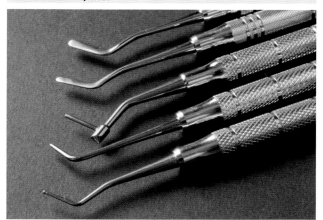

背户制作所

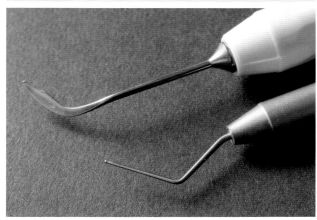

市面上各种类型的复合树脂充填器。

图3-2-7 可以有效恢复牙齿解剖学形态的笔刷

Tokuyama Dental Corporation

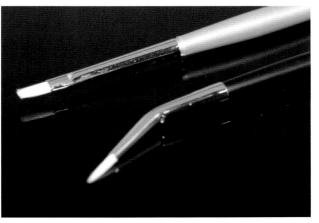

适当使用平头或圆头笔刷，有助于恢复牙齿解剖形态。

Equipment of Composite Filling

成型片的选择

立足临床实际，厂商为树脂修复设计过各种各样的可透光成型系统，已经广泛使用。它是为树脂成型专设的辅助工具，临床可操作性是关键。

在行复合树脂充填时，即使是简单窝洞，也建议使用成型片。它由透明材料制成，有各种不同形态，还可以满足牙颈部或咬合面充填等各种临床场景。

市面上还有环状成型系统，在修复牙颈部时可以更好地恢复牙齿的天然凸度（**图3-2-8**）。使用时，需根据充填的范围或者牙冠的大小调整其宽度，沿着牙颈部膨隆处放入。

成型片使用最多的场景，应是涉及2个及以上的牙面（包括邻面）的复杂洞形。此时，可通过使用邻面成型片，将其变成简单洞形，便于修复操作。什么样的邻面成型系统谓之好呢？必须是可以恢复牢固而光滑的接触点形态的。而对于难以安置邻面成型片病例，不应再强行树脂充填修复，应站在微创的角度，改用陶瓷等间接修复的方法。

固位环是一个有2个夹角的环，它既可以固定邻面成型片，使其与牙体紧密贴合，又可以起到分牙的作用（**图3-2-9**）。市面上的固位环和成型片产品琳琅满目，需根据牙位、接触点的形态、牙体切削量或牙间距等因素选择。

累及邻面的洞形中，有一特殊情况，即为前牙缺损累及切角。该处形态往往难以恢复。此时可以用透明预成冠（如Frasaco，松风）来辅助成型。另外，想要精度更高的话，也可以用硅橡胶导板（如Crown former，松风）制作个性化预成冠。

142

图3-2-8　各种类型的成型片

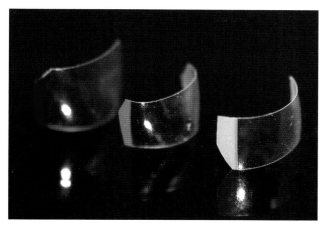

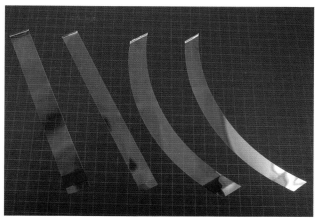

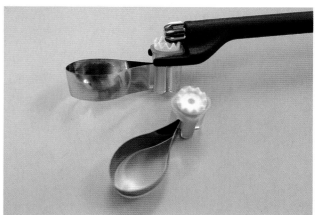

市面上根据不同的用途，有各种不同形状的成型产品，如金属或透明塑料制作的成型片（均为Kerr Hawe产品）。

图3-2-9　固位环

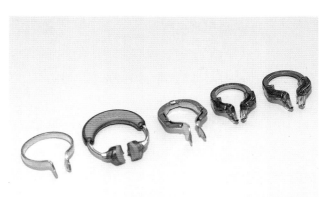

在磨牙累及邻面的洞形中，为了恢复邻面接触，一定要使用固位环和楔子（从左至右依次为Tokuyama的固位环系统、Carrison的固位环系统、V形环系统和V4环系统）。

提升临床效果的要点

　　复合树脂充填修复治疗有很多辅助工具，可以有效提升修复效果和长期稳定性，建议经常关注相关最新资讯，发掘好用的辅助工具。

Equipment of Composite Filling

研磨抛光器械的选择

虽然，使用成型系统后，树脂充填体表面看似光滑，但最表层的树脂聚合程度低，容易老化和着色，必须磨除，推荐使用超细颗粒的金刚砂车针或12刃的抛光裂钻做形态修整和研磨抛光（**图3-2-10**）。

复合树脂是在较软的树脂基质中混合硬填料所形成的复合体。因此，如何将硬度不同的复合体表面加工至光滑，是一个难题。如果使用诸如White Point（松风）这样的粗颗粒磨头抛光树脂表面，只会选择性地磨除较软的树脂基质，或让一些较大的填料脱落，这样无法获得光滑的树脂表面。有效的方法是，用精修钨钢车针将树脂基质与填料一起磨去，效果比超精细的金刚砂车针更好。

最终抛光时，为了在充填体表面表达类似釉面横纹等天然牙的微纹理，可用复合树脂专用的硅橡胶抛光头来抛光（**图3-2-11**）。为了提亮，再用抛光膏和抛光碟（**图3-2-12**）形成与天然牙牙釉质一样的光泽。

▎图3-2-10　使用抛光裂钻修整形态

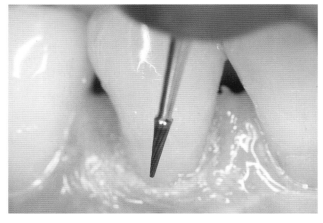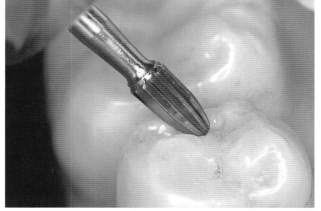

复合树脂充填体的形态修整中，抛光裂钻是必不可少的（Dentsply，三金公司的抛光裂钻）。

▋图3-2-11 复合树脂专用硅橡胶抛光头

松风 Compo Master抛光磨头

Kerr 抛光刷、抛光磨头

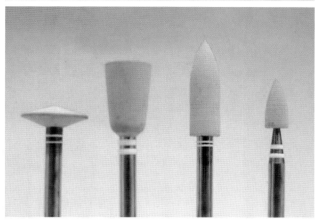
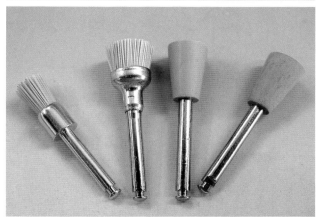

用于抛光复合树脂的硅橡胶抛光头。

▋图3-2-12 研磨抛光用抛光膏

松风 DirectDia Paste Kit

Cosmedent Enamelize

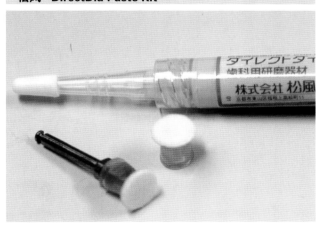
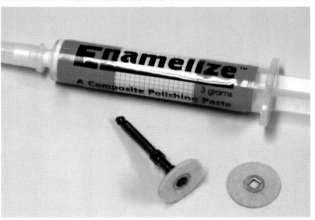

最终提亮阶段，可选用抛光膏和抛光碟。

提升临床效果的要点

复合树脂抛光，从选择合适的工具修整形态开始。使用不同的工具，研磨效果也大不相同。精修钨钢车针是提升抛光效果的不二之选。

Equipment of
Composite Filling

树脂充填器械

光固化灯的选择

　　光固化树脂的聚合反应需利用可以发出特定波长光线的光固化灯来实现，现在市售的光固化灯很多。光源种类包括卤素、氙气、金属卤化物、发光二极管（LED）和氩离子激光器等，临床上使用较多的是卤素及LED光固化灯。

　　光固化型树脂的固化有赖于光的强度和照射时间，但聚合反应会在到一定光照强度时达到饱和，此后即使继续提升光照强度也不能提高树脂强度。相反，急剧的聚合反应或大量产生热量，反而是个大问题。目前的使用趋势是，无线且光照强度相对较高的LED光固化灯（**图3-2-13**）。

　　倘若说LED光固化灯在进步，实际上是作为光源的LED在进步。LED蓝光波长为430～550nm，峰值约为470nm。但是，市面上仍有少量的光固化材料，在此波长范围内无法激发聚合反应。因此，还有LED光固化灯的发射波长为370～420nm，峰值约为400nm。

提升临床效果的要点

　　在使用光固化灯时，不可忽视日常的检查和维护。常见光照强度降低的原因有：卤素本身的老化、滤光器的剥离、光固化头的断裂或光固化头尖端的污垢等。建议使用专用工具清洁光固化头尖端的污垢，不要使用金属刮片等，以免损伤表面。

图3-2-13　LED光固化灯

Iviclar Vivadent Bluephase Style

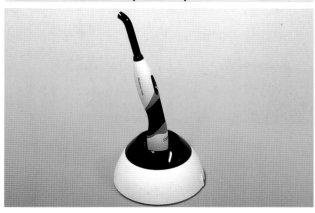

体积小，重量轻，光照强度高。

Kerr　Demi Ultra

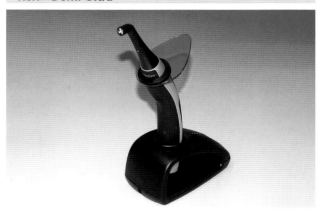

使用超级电容器作为电源的新一代光固化灯。

3M ESPE EliparS10光固化器

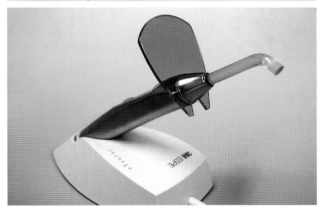

人体工学设计，使用十分方便。

GC　G-Light Prima II

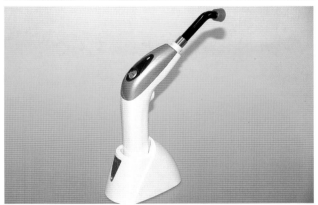

波长域较宽的LED光固化灯，外形设计让女性也容易手持。

Morita　PenCure 2000

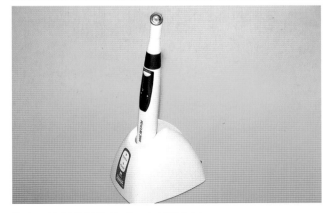

扩大了波长范围的笔型LED光固化灯。

ULTRADENT　VALO Cordless

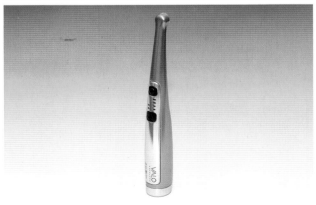

铝材，轻便耐用。

Equipment of Composite Filling

树脂充填器械

双筒放大镜的选择

　　复合树脂修复治疗通常局限在一个很小的范围内，从扩大洞口开始，到窝洞预备时区分感染牙体组织和正常牙体组织，再到窝洞边缘部位树脂与牙体组织的美观过渡。这些都对视力的要求极高。而人的视力是有局限性的。因此，使用双筒放大镜放大视野，是理想的选择。虽然显微镜放大倍率更高，达到数倍甚至数十倍，极具魅力，但充填树脂所需的最大放大倍率不过5倍而已，双筒放大镜完全可以胜任（**图3-2-14**）。

　　双筒放大镜的好处不胜枚举。想要提高树脂修复的质量，它是必需的辅助器械之一。

▎图3-2-14　牙科用双筒放大镜

Sekimura　Opris

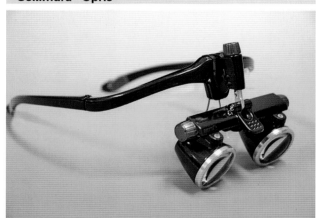

独特的光学技术和镜框设计。

Morita　Keeler

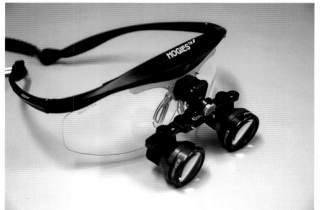

镜框和放大镜可以通过磁铁轻松装卸。

提升临床效果的要点

在日常的临床工作中，选择双筒放大镜务必要关注其设计要点。因为今时今日，它跟工作服一样，已成为临床工作不可或缺的一部分。此外，视野开阔度、亮度以及佩戴的贴合度等也同等重要。

日本齿科工业 Orascoptic–HiRez

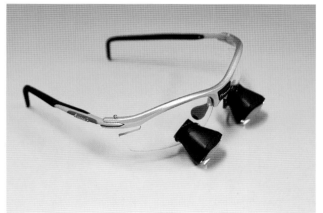

镜头嵌入眼镜片，采用运动型镜框。

SUNDENTAL Univat

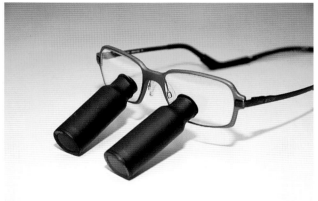

精度和镜框设计都很出色。

日本齿科工业 Orascoptic

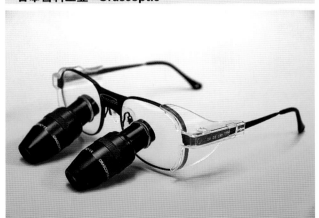

老牌放大镜厂商。

茂久田商会 Heine

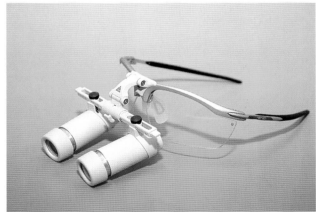

使用了德国技术的产品。

总结

　　复合树脂直接修复，"主角"理所应当便是粘接系统与复合树脂，但"推动故事情节"也不能少了活跃的"配角"，也就是说没有辅助器械的参与，便不会有优异的修复效果。然而，就算主角就位，配角在侧，没有优秀的导演，那根本没戏唱。牙科医生正是导演本人，统领全局。牙科治疗拥有无限可能，所以其乐无穷。

参考文献

[1] Versluis A, Tantbirojn D, Douglas WH. Do dental composites always shrink toward the light? J Dent Res 1998; 77: 1435-1445.

[2] Chang BJ. Ergonomic benefits of surgical telescope systems: selection guidelines. J Calif Dent Assoc 2002; 30: 161-169.

[3] Forgie AH, Pine CM, Pitts NB. The use of magnification in a preventive approach to caries detection. Quintessence Int 2002; 33: 13-16.

[4] Terry DA. Restoring the interproximal zone using the proximal adaptation technique- Part 1. Compend Contin Educ Dent 2004; 25:965-966, 968, 970-971.

[5] Terry DA. Restoring the interproximal zone using the proximal adaptation technique- Part 2. Compend Contin Educ Dent 2005; 26: 11-12, 15-16, 18.

[6] Terry DA. Finishing and polishing tooth-colored adhesive restorations: part I. Pract Proced Aesthet Dent 2005; 17: 477-478.

[7] Asmussen E, Peutzfeldt A. Polymerization contraction of resin composite vs. energy and power density of light-cure. Eur J Oral Sci 2005; 113: 417-421.

[8] Brackett MG, Contreras S, Contreras R, Brackett WW. Restoration of proximal contact in direct class II resin composites. Oper Dent 2006; 31: 155-156.

[9] Watanabe T, Miyazaki M, Moore BK. Influence of polishing instruments on the surface texture of resin composites. Quintessence Int 2006; 37: 61-67.

[10] Nomoto R, Asada M, McCabe JF, Hirano S. Light exposure required for optimum conversion of light activated resin systems. Dent Mater 2006; 22: 1135-1142.

[11] Jung M, Sehr K, Klimek J. Surface texture of four nanofilled and one hybrid composite after finishing. Oper Dent. 2007; 32: 45-52.

[12] Fleming GJ, Khan S, Afzal O, Palin WM, Burke FJ. Investigation of polymerisation shrinkage strain, associated cuspal movement and microleakage of MOD cavities restored incrementally with resin-based composite using an LED light curing unit. J Dent 2007; 35: 97-103.

[13] Gilmour AS, Latif M, Addy LD, Lynch CD. Placement of posterior composite restorations in United Kingdom dental practices: techniques, problems, and attitudes. Int Dent J 2009; 59: 148-154.

[14] Loomans BA, Opdam NJ, Roeters FJ, Bronkhorst EM, Huysmans MC. Restoration techniques and marginal overhang in Class II composite resin restorations. J Dent 2009; 37: 712-717.

后记

　　如果没有各位优秀编辑的帮助，拙作不会问世。多次讨论之后，明确了著书方向——不堆砌病例，不搞经验主义，着眼于复合树脂充填修复的重点与"痛点"、临床实践的注意事项等，循证地为读者们一一解说。但也不会掉书袋，比起枯燥的学术理论，本书以临床为依据，凝练总结，浅显易懂。

　　临床操作粘接系统和复合树脂时，须遵照产品说明，如处理时间、光照时间等。然而，树脂膏体充填、重现天然牙质感等就没有统一的标准了，并且，这些临床技法也不易传授，需要医生自己摸索出一套最佳方案。随着著书过程不断深入，如何真的做到"传道授业"，是我在苦苦求索的。思来想去，除了文字描述以外，我在本书中尝试改变临床照片的放大倍率，以期精准传达病例要点，让读者理解得更深刻。

　　复合树脂充填修复系统的发展日新月异，发展的第一要义便是提高其机械性能和操作便利性，各个厂商仍在为此不懈努力。因此，对临床医生来说，知晓新的器械材料，并能不仅知其然还知其所以然，这非常重要。另外，基本的充填术式却无明显变革，基本原则依然要求我们去忠实地执行。本书记载的是复合树脂充填修复的国际标准，若能为读者的技术提升之路提供些许帮助，我将荣幸之至。

　　最后，衷心感谢创作本书时的初版编辑木村明先生。希望更多的人可以活用本书，至此搁笔。

宫崎真至

2015年6月

著者简介

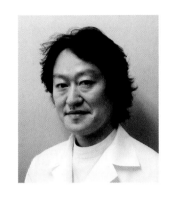

宮崎真至（みやざきまさし）

1987年　日本大学歯学部を卒業

在学中はヨット部（2人乗りディンギー）に所属

日本大学大学院に進み、当時ヨット部顧問であった小野瀬英雄

教授（保存修復学講座）に師事

1991年　日本大学大学院修了

博士（歯学）の学位を取得

当時の原著論文数7本

1991年　日本大学助手として歯学部保存学教室修復学講座勤務

大学院を修了はしたが、小野瀬教授と同じ時間（7時10分頃）

に大学に到着の毎日を送る

1994年　米国インディアナ州立大学歯学部に2年間の留学

2003年　講師に昇格

当時の原著論文数は73本、うち英語論文34本

2005年　11月1日付で教授に昇格、現在に至る

2015年1月までの原著論文数は236編、うち英語論文は130編

2014年　日本大学付属歯科病院　病院長

主　译

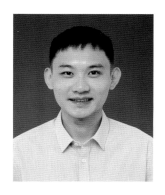

张泓灏

日本大阪齿科大学口腔修复学博士、博士后

中山市口腔医院口腔种植科医师

广东省口腔医学会全科口腔医学专业委员会青年委员

中山市医学会口腔专业委员会常务委员

海堂学社专栏作者

副主译

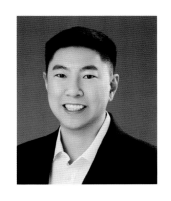

陈路沅

日本大阪齿科大学口腔修复学博士，客座讲师

南方医科大学深圳医院口腔修复科医师

中华口腔医学会老年口腔医学专业委员会青年委员

广东省科技咨询专家库专家

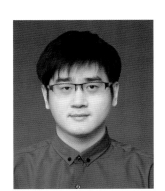

韩啸宇

日本大阪齿科大学牙体牙髓病学博士

北京大学口腔医学院博士后，助理研究员

中华口腔医学会口腔生物医学专业委员会会员

中华口腔医学会口腔材料专业委员会会员

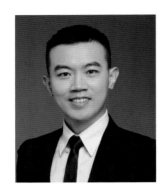

吕　达

北京大学牙周病学博士

友睦口腔牙周专科医生

中华口腔医学会牙周病学专业委员会委员

海堂学社总编辑

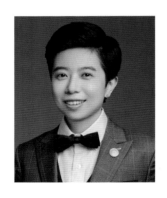

王晓歌

暨南大学口腔医学硕士

美国佛罗里达大学访问学者

美国牙周病学会（AAP）会员

海堂学社发起人